研修医のための
精神科
ハンドブック

Psychiatric handbook for residents

編集

日本精神神経学会
医師臨床研修制度に関する検討委員会

JN017343

医学書院

研修医のための精神科ハンドブック

発　行　2020 年 6 月 15 日　第 1 版第 1 刷©
　　　　2023 年 5 月 15 日　第 1 版第 2 刷

編　集　日本精神神経学会
　　　　医師臨床研修制度に関する検討委員会
発行者　株式会社　医学書院
　　　　代表取締役　金原　俊
　　　　〒113-8719　東京都文京区本郷 1-28-23
　　　　電話　03-3817-5600(社内案内)
印刷・製本　三報社印刷

ISBN978-4-260-04229-1

執筆者一覧

編集：日本精神神経学会 医師臨床研修制度に関する検討委員会
（相澤明憲　川嵜弘詔　紫藤昌彦　福田正人　水野雅文　森 隆夫　米田 博）

執筆（執筆順）

米田　博	大阪医科大学教授 神経精神医学教室
神庭重信	九州大学 名誉教授
福田正人	群馬大学大学院教授 神経精神医学
森　隆夫	あいせい紀年病院 理事長
水野雅文	東邦大学教授 精神神経医学講座
池田暁史	文教大学人間科学部教授 臨床心理学科
樋口輝彦	日本うつ病センター 名誉理事長
山寺　亘	東京慈恵会医科大学葛飾医療センター 精神神経科 診療部長
平田豊明	学而会 木村病院 顧問
數井裕光	高知大学教授 神経精神科学
八田耕太郎	順天堂大学大学院教授 精神・行動科学
曽根大地	UCL Institute of Neurology, Department of Clinical and Experimental Epilepsy
渡辺雅子	新宿神経クリニック 院長
永田利彦	壱燈会 なんば・ながたメンタルクリニック 院長
井上　猛	東京医科大学主任教授 精神医学分野
林田泰斗	東京医科大学 精神医学分野
池淵恵美	帝京平成大学大学院教授 臨床心理学研究科
渕野勝弘	淵野会 緑ヶ丘保養園 理事長
清水栄司	千葉大学大学院教授 認知行動生理学
関　陽一	千葉大学医学部附属病院 認知行動療法センター
松本俊彦	国立精神・神経医療研究センター精神保健研究所 薬物依存研究部 部長
松﨑尊信	久里浜医療センター 精神科 医長
樋口　進	久里浜医療センター 院長
西園マーハ文	明治学院大学心理学部教授 心理学科
金生由紀子	東京大学医学部附属病院准教授 こころの発達診療部

松本英夫　　　東海大学教授　精神科学

山之内芳雄　　国立精神・神経医療研究センター精神保健研究所　精神医療政策研究部　部長

近藤直司　　　大正大学心理社会学部教授　精神医学

明智龍男　　　名古屋市立大学大学院医学研究科教授　精神・認知・行動医学分野

内富庸介　　　国立がん研究センター中央病院　支持療法開発部門　部門長

小笠原一能　　名古屋大学医学部附属病院　卒後臨床研修・キャリア形成支援センター

尾崎紀夫　　　名古屋大学大学院医学系研究科特任教授　精神疾患病態解明学

岡崎伸郎　　　国立病院機構仙台医療センター　総合精神神経科　部長

紫藤昌彦　　　コスモス会　紫藤クリニック　院長

大野　裕　　　認知行動療法研修開発センター　理事長

伊藤順一郎　　メンタルヘルス診療所しっぽふぁーれ　院長

中村元昭　　　昭和大学発達障害医療研究所　副所長

鈴木道雄　　　富山大学学術研究部医学系教授　神経精神医学講座

河西千秋　　　札幌医科大学教授　神経精神医学講座

井上幸紀　　　大阪市立大学大学院教授　神経精神医学

秋山　剛　　　NTT東日本関東病院　品質保証室　室長

康　　純　　　大阪医科大学准教授　神経精神医学教室

斎藤　環　　　筑波大学教授　医学医療系

岸本年史　　　奈良県立医科大学教授　精神医学講座

成瀬暢也　　　埼玉県立精神医療センター　副病院長

五十嵐禎人　　千葉大学教授　社会精神保健教育研究センター

渡邊さつき　　埼玉医科大学病院　神経精神科・心療内科　講師

村井俊哉　　　京都大学教授　精神医学

加藤忠史　　　順天堂大学大学院主任教授　精神・行動科学

中込和幸　　　国立精神・神経医療研究センター　病院長

久住一郎　　　北海道大学大学院教授　精神医学

津川律子　　　日本大学文理学部教授　心理学科

岡田幸之　　　東京医科歯科大学大学院教授　精神行動医科学

小林聡幸　　　自治医科大学教授　精神医学

査読・校正協力

松本ちひろ　　日本精神神経学会

五木田紳　　　心の風クリニック千葉

小原圭司　　　島根県立心と体の相談センター　所長

堀　有伸　　　ほりメンタルクリニック　院長

はじめに

　医師臨床研修制度は，2004(平成16)年度から，①医師としての人格を涵養する，②プライマリ・ケアへの理解を深め患者を全人的に診ることができる基本的な診療能力を修得する，③アルバイトせずに研修に専念できる環境を整備する，という3原則を基本に必修化されました．当初精神科は必修科目とされていましたが，5年ごとの見直しの中で選択必修科目となり，経験すべき症候，疾病・病態に精神症状や精神障害が取り上げられているにも関わらず，必ずしも全ての研修医が精神科での研修を行わなくてもよいという状況になっていました．

　ところが厚生労働省による患者調査によれば，ここ10年あまりの間に精神疾患を有する患者数は倍増し，ことにうつ病や認知症などの患者数の増大が顕著となり，精神科医療の重要性は急速に増しています．そして2013(平成25)年には，精神疾患は，国民に広く関わる疾患として重点的な対策が必要な，地域医療の基本方針となる医療計画に盛り込むべき疾患の一つに位置付けられています．さらに，災害支援，職場や教育現場でのメンタルヘルスなど，さまざまな社会的問題に関連した「こころのケア」の重要性も指摘されています．

　したがって，これまで以上に多くの患者が，精神・神経症状を抱えてさまざまな診療科を受診することが予想されます．いうまでもないことですが，精神疾患の診療能力を高めることは，精神疾患を見落とさないというだけでなく，それらの症状を安易に「気にしすぎや精神的なもの」と決めつけてしまい，隠れた身体疾患を見落とす可能性を減らすことにもつながります．

　このように精神科医療の重要性が高まる中で，医師臨床研修制度の見直しが行われ，2020(令和2)年度からの臨床研修では精神科が選択必修から必修科目になりました．すなわち，全ての臨床研修医が，少なくとも4週間の精神科研修を行う中で，医師として最低限必要な精神医学の素養を身につけることが求められます．さらに最近の医学教育改革に対応して，臨床研修のプログラムに学修成果(アウトカム)基盤型カリキュラムが導入され，精神科での研修を通して医師としての基本的価値観や資質・素養などを修得することになりました．したがって，指導医は，研修医による必修科目としての精神科医療の学修をいかに支援するのか，その対応を改めて考える必要があります．

　日本精神神経学会医師臨床研修制度に関する検討委員会では，今回の医師臨床研修制度の見直しへの対応を協議し，学修支援の教材として本ハンドブックを作成することにしました．このハンドブックは，精神科で経験すべき症候と疾病・病態について事例を通して学ぶことができるように工夫され，精神科への関心を深めるためのトピックスも取り上げています．研修医が，精神科での研修期間に，毎日数ページずつ読み込み，4週間で通読することを想定しています．

なお，このハンドブックを活用する研修医が専門医研修を修了する頃には，ICD-11 が用いられるようになるものと考え，このたび改訂された ICD-11 の分類・病名を用いています．ただし切り替わるまでは，ICD-10 を用いますので，症例の診断名には，ICD-11 の病名(当学会案)とそれに相当する ICD-10 の病名を並記してあります．なお，文中においては，双極症＜双極性障害＞や適応反応症＜適応障害＞のように，ICD-11 病名に加えて，ICD-10 病名などの相当する病名を括弧に入れて記載してあります．

　医師としての基本的価値観や資質・能力を身につけるために，必修科目である精神科研修が充実したものになるよう，このハンドブックが活用されることを期待しています．

令和 2 年 3 月

日本精神神経学会　医師臨床研修制度に関する検討委員会委員長　米田　博

日本精神神経学会　理事長　神庭重信

※本書の症例提示の症例は，特記したものを除き実症例ではない．

※本書執筆者および編集委員会メンバーの開示すべき COI 情報は学会ホームページ（https://www.jspn.or.jp/modules/residents/index.php?content_id=63）に掲載しております．

目次

5章 トピックス 97

1 章

精神科研修で学ぶ医学と医療の基本

福田正人

「患者さんとの話し方が初めてわかりました」

「患者さんとの話し方が初めてわかりました」．精神科の臨床研修の感想を尋ねると，研修医はそう口を揃える．精神疾患の患者さんとの話し方，という意味ではない．内科や外科などを受診する患者さんとの話し方が，精神科を経験して初めてわかったと言う．臨床研修のはじめの時期であれば無理もない話だが，2年間の研修期間の最後の頃に精神科を回る研修医からも同じ感想が返ってくる．

何がわかったのだろう？ どうしてそれまでわからなかったのだろう？ これからの診療にどう活かせるだろう？ この短い感想には，研修医自身も気づいていない，深い意味が込められている．先輩研修医のこの言葉を手がかりに，臨床研修において精神科で何が学べるかをまとめてみたい．そのことをあらかじめ知っておくと，精神科研修の目的がはっきりして，短い期間であっても有意義な学びとなると考えられる．精神科研修で学べる，医学と医療の基本である（**表1**）．

医療の出発点を尋ねる―患者さんはどうしたいのか？

「糖尿病の治療で最も大切なことは？」と医学生に問うことがある．血糖降下薬でもインスリンでも食事療法でもなく，「患者さんが糖尿病を治したいと思う」ことである．患者さんがそう心に決めなければ，医療機関を受診しないし，薬を飲んだり注射をしたりしないし，食事療法や運動療法に努めようとも思わないからである．医療者が考える「医療」の前提には，患者さんのそうした思いがある．

受診しているのはそうした患者さんばかりなので，普段はこの医療の出発点を忘れて診療にあたっている．しかし，精神疾患のために病気であることを認められない患者さん，そのことは認めても治療に取り組みたいと思わない患者さんに接すると，この医療の出発点を改めて思い知らされる．

患者さんは人であり，人には思いがある．その思いが医療の出発点である．患者さんとのコミュニケーションの第一歩は，医療のための情報についてではなく，人としての患者さんの思いを尋ねることである．「患者さんはどうしたいのか？」，そ

表1 「患者さんとの話し方」から学ぶ医学と医療の基本

1. 医療の出発点を尋ねる―患者さんはどうしたいのか？
2. 生活と人生を話題にする―病気はなぜ治すのか？
3. 教えていただく―場の雰囲気を作る
4. なかなかわからない―もう一歩踏み込んで共感する
5. 明るい話はないか？―病気は嫌な話題である
6. 人を支援する―対人援助としての医療

れを聞かせてもらうことが第一歩である.

　その内容は，医療者の視点とは異なることがある．医療の場面では受け入れがたい，医療の考え方とは相反する，と思える場合すらある．しかしそれでも，「患者さんはどうしたいのか？」が出発点となる．精神疾患の医療を通じてそのことを痛感するのが，精神科研修である．「患者さんとの話し方がわかる」，その一つめの意味はここにある.

生活と人生を話題にする―病気はなぜ治すのか？

　「患者さんが余計なことを話す」，医療の場面でそう感じることが多い．多忙な臨床現場では，医療に必要な情報を効率よく聴き取り，大切な話を短時間で伝えたい．そういう事情があるのに，患者さんは，暮らしのこと，家庭のこと，仕事のことなど，「余計なこと」を話す．精神科の臨床研修では，そのことを頻繁に経験する．なぜなのだろう？　どうすればよいのだろう？

　「病気はなぜ治すのか？」という医療の基本が，この問いの背景にある．医療者にとって病気を治すのは当然で，最優先で取り組むべき目的である．しかし患者さんにとっては，自らが望む生活や人生を取り戻すことこそが目的である（リカバリー）．症状のために支障をきたしている生活や，病気により影響を受けている人生を立て直すという目的，それを実現するための手段が医療である．「余計な」という印象は，患者さんが自分にとっては手段にすぎない医療についてではなく，目的である生活と人生について懸命に語るほど，生じてくる.

　生活と人生を話題にすることで患者さんの目的を知り，その目的に向けて手段である医療をどう進めるかを相談する．患者さんの目的と医療者の目的とをすり合せる共同意思決定〔shared decision making（SDM）〕．これらが，「患者さんとの話し方がわかる」ことの二つめの意味である．そうした取り組みを，価値に基づく医療〔values-based practice（VBP）〕と呼ぶようになってきている．エビデンスに基づく医療〔evidence-based medicine（EBM）〕と相補ってEBMを発展させる考え方である.

教えていただく―場の雰囲気を作る

　医師が質問し，患者さんや家族がそれに答えることで，医療に必要な情報を得ることができる．当たり前のように思えるかもしれないが，そう考えるだけではコミュニケーションを狭く捉えすぎることになる.

　医療の場面で医療者が質問をすると，「この場は，医療者が質問をし，患者や家族はその質問に答える，そういうやりとりが期待されている場だ」という雰囲気が作られる．質問をする医療者はそういう場を作ろうと思っているわけではないし，患者さんや家族もそういう雰囲気ができたことを意識さえしないこともあるが，自然にそういう場ができてしまう.

　すると，患者さんや家族は医療者からの質問を待つ姿勢となり，自分からは話をしなくなる．そこで医療者は質問を重ね，その雰囲気がさらに強まる，という悪循

環ができてしまう．元来話をすることが苦手な患者さん，病状のためにテキパキと話ができにくい患者さん，そうした患者さんが多い精神科では，このような状況をとりわけ多く経験する．

どうすればよいのだろう？　答えやすいように質問の仕方を工夫するなど，個別の対応はもちろん大切である．しかしその前提として，まず「この場は，医療者が患者さんや家族からいろいろなことを教えていただく場だ」という雰囲気を作ることが，何より大切である．「教えていただけますか」「聞かせてください」というちょっとした言葉遣い，「そうなったのは何か事情があったのでは？」「なるほどそういう経過だったんですか」という教えられる構図を明示する言い方，「細かいお話について混乱してしまったので，もう一度教えていただけますか」という患者さんや家族を責めるニュアンスでなく話を続けてもらう進め方，などである．

精神科研修では，「教えていただく場」の雰囲気を医療者が意識して作る，その工夫を経験できる．そのことが，「患者さんとの話し方がわかる」ことの三つめの意味である．そういうコミュニケーションは効率が悪く，多忙な医療の現場には馴染まないという心配があるだろう．しかし実践してみると，反対にこのようなやりとりの方が効率がよいことがわかる．それは，患者さんにとって大切な話，患者さんが意思を決定する動機付け，患者さんが行動を起こすポイントを知ることができるからである．そのため，その場だけを見ると効率が悪いように思えても，長い目で見ると効率のよいコミュニケーションになっていく．

「教えていただく」という表現には，少し異和感がある．会話であればよいが，文字にすると，卑下しすぎたわざとらしさが出る．「教えていただく」と「教えてもらう」の間くらいの，フラットな患者–医師関係を目指したい．

なかなかわからない―もう一歩踏み込んで共感する

「わかってもらえた」，そう患者さんに思ってもらえると医療は順調に進むようになる．症状や経過についてはもちろん，気持ちや困りごとについても，「わかってもらえた」と患者さんが思えることが理想である．そのため医療者は，早くわかりたい，「わかりました」と言いたくなる．

しかしそれは，「早合点」や「決めつけ」に陥る危険と隣り合わせである．「胸が痛くて困っています」という訴えは，当たり前かもしれない．しかし臨床の現場の治療は，胸痛の一般論ではなく，目の前の患者さんの胸痛についてである．「この患者さん」の胸痛はどのようなものか？　「この患者さん」はそのために具体的にどう困っているのか？　その答えは，目の前の患者さんに尋ねることでしか得ることができない．

逆説的な言い方だが，「なかなかわからない」という姿勢で尋ねる．胸痛で困ることについて，どんな場面で？　どういう風に？　どうなってしまう？　そう愚直に尋ねる．他人の症状や苦痛や困難を「わかる」ことはできない．たとえ同じ疾患を経験したことがあっても，人それぞれに異なる症状や苦痛や困難を「わかる」ことは，やはりできない．わかりえないことを受け入れたうえで，しかしそれでもできる限

りわかろうと努め続ける，そうした姿勢が求められる．

　身体症状よりも精神症状が中心の精神科では，「早合点」や「決めつけ」が起こりやすい．だからこそ，「なかなかわからない」ともう一歩踏み込むことを，意識して進めることが重要になる．そのようにもう一歩踏み込むことを身につけることが，「患者さんとの話し方がわかる」ことの四つめの意味である．

　いろいろと教えてもらって初めて口にする「そういうことなのですかぁ」こそ，共感の言葉となる．共感とは「早合点」や「決めつけ」ではない．患者さんの個別性を受け入れたうえでの共感，「わかりえない」という諦念を踏まえたうえでの共感こそが，深い共感である．教科書に書かれている症状は，そうした多くの患者さんの個別の症状を先達の医療者が積み重ねて一般化したものである．一般論が先にあるのではない．個別の話が出発点である．

明るい話はないか？─病気は嫌な話題である

　患者さんにとって病気の話は「嫌な話題」である．そう考えたことがあるだろうか？　高血圧であっても，がんであっても，患者さんは「好きでなったわけではない」．できれば，なりたくなかったし，せめてしばらくの間でも忘れていたい，そういう話題である．しかし病院を訪れれば，中心となるのは当然病気の話である．医療者がいくらコミュニケーションに配慮を払っても，そもそも話題の中心が嫌な内容である．

　私たち医療者は，嫌な話題の話ばかりをしていることに，気づいておきたい．そのうえで，嫌な話題から生じる嫌な気持ちを，少しでも和らげることができないかを考えたい．不安やうつの気分が募ると，痛みをはじめとするさまざまな症状を強く感じること，安心を覚えればたとえ苦痛があっても凌ぎやすくなることは，誰もが経験している．

　病状が改善したという話題が理想的だが，そこまで至らなくても，良くなった点はないだろうか？　患者さんがこれまで頑張ってきたこと，病気をよく理解していること，回復への手がかりや潜在力を備えていること，それを評価できないだろうか？　病気とは関係なくても，ほんの少し楽しいこと，わずかでもホッとしたときがなかったかを，尋ねることはできないだろうか？　それがないとしても，医療者からよいことを提供できないだろうか？　主治医が挨拶をしたこと，声をかけたこと，落ち着いていること，笑顔で接すること，詳しく説明したことなど，少しでもよいことを提供できないだろうか？

　それさえできなくても，「患者さんに人として寄り添う」姿勢を，言葉で示せないだろうか？　除くことができない痛みであっても，そのことを説明するだけでなく，せめて「痛みをなくせるといいですね」と声をかけることはできないだろうか？「少しでもよい方法はないでしょうかね？」と，一緒に考えることはできないだろうか？

　精神科ではそうした場面にしばしば出会う．なかなかよくならない病状，うまくいかない人間関係，精神の病であるがゆえの自己否定的な気持ち．そうしたことへ

の対応を経験する中で,「嫌な話題」だけでなく明るい話を提供できる工夫を身につけることができる.それが,「患者さんとの話し方がわかる」ことの五つめの意味である.それは,言葉のうえで明るい話ができるということだけでない.患者さんの中にある回復への可能性と力(レジリエンス)を医療者が信じていることを,表明できるようになるということである.

人を支援する—対人援助としての医療

医療とは,疾病についての医学に基づいた対人援助である.「病気の人を助けている」のだから当然なのだが,医学部で対人援助として明確に学ぶことは少ない.援助の具体的な科学的内容については詳しいが,「人を支援する」という視点は乏しい.対人援助学が常識の福祉分野とは好対照である.

対人援助とは「困っている人を助ける」ことだと,簡単にいうことはできない.医療の場面を考えると,糖尿病があっても治療しようと思わない患者さん,食事療法の知識はあっても実践しようとしない患者さん,インスリン注射をつい忘れてしまう患者さん,そうした方は少なくない.困っていることが明確で,ご本人が助けを求めていて,支援を躊躇なく受け入れる,そうした対人援助の理想に当てはまらない患者さんに対してこそ,対人援助が必要になる.

精神科においては,そうした場合が多い.うつ病でも認知症でも発達障害でも,ご本人が困っていない,治療しようと思わない,治療の取り組みを受け入れることができない,そうした患者さんをしばしば経験する.「待ち望まれている支援を提供する」のではない対人援助が求められる.

そのための基本は,本人の声に耳を傾けることである.その内容が,医療者の視点とは異なることがある.医療の場面では受け入れがたくとも,医療の考え方とは相反するとしても,それでも当事者の言葉や考えを理解するように心がける.あるいは,本人自身がどうしてほしいのかが,わからないほど混乱していることがある.わかっていても,疲弊や絶望感から,それを伝えることができないこともある.そうしたときほど,それを患者さんとともに探り当てる,丹念な対話を繰り返す.

医師だけではなく,看護師・精神保健福祉士(PSW)・作業療法士(OT)・薬剤師・栄養士などさまざまなスタッフが関わり,それぞれの視点で本人の声を受け止め,本人も交えて対話を繰り返す.そうしたやりとりの中から,本人や周囲がもつ強みや力を発見し(ストレングス),それを言葉にして本人に伝え,回復に活かす方法をともに考える.さらに,そうした本人の態度や生き方をリスペクトする姿勢をもつ,それが望まれない対人援助の基本となる.

このように,医療が対人援助であることに気づき,望まれない対人援助への対応としてのコミュニケーションを経験できること,それが「患者さんとの話し方がわかる」ことの六つめの意味である.援助する側とされる側という立場の違いを乗り越える,共同創造(co-production)の考え方である.

精神科研修で学ぶ医学と医療の基本

　精神科研修を経験する研修医の「患者さんとの話し方が初めてわかりました」という感想の意味を，前記の6点にまとめた(**表1**)．

　医療の基本としては，「患者さんはどうしたいのかという医療の出発点を尋ねる」ことから始まり，「病気はなぜ治すのかという視点から生活と人生を話題にする」ことへと進むことである．これらは，新たに設定された「臨床研修の目標」における，A.1. 社会的使命，B.1. 医学医療における倫理性，に相当する内容である．

　コミュニケーションとしては，「教えていただけるような場の雰囲気を作る」ことを意識したうえで，「なかなかわからないという姿勢でもう一歩踏み込む共感」を身につけることである．これらは，B.3. 診療技能と患者ケア，B.4. コミュニケーション能力，に相当する．

　それらを踏まえ医療者として提供できることとして，「病気は嫌な話題であることに気づいて明るい話はないかと考える」，「医療が対人援助であることに気づき人の支援を考える」ことに基づく実践がある．これらは，A.2. 利他的な態度，A.3. 人間性の尊重，A.4. 自らを高める姿勢，に相当する．

　精神科研修で学ぶ医学と医療の基本はこのようにまとめられる．いずれも難しい理屈ではなく，ごく常識的なことばかりである．精神科の臨床研修を通じて，医学と医療におけるこうした当たり前の根本を経験し身につけてほしい．精神科における治療の基本とされる支持的精神療法とは，実はこの治療の基本を指している．こうした基本に自覚的となり，精神科における臨床研修を有意義なものとしていただきたい．精神科での診察法については，医学生向けの解説が参考になる[1]．

　医療において患者が「疾患をもつ一人の人間」であるのと同じように，研修医は医療を提供する道具ではなく，一人の人間である．精神科での研修を通じて，人としての悩みや苦しみを知り，人を支援することを身につけ，人として成長をしていってほしい．そのことが，A.4. 自らを高める姿勢，B.9. 生涯にわたって共に学ぶ姿勢，である．

文献　1）福田正人：面接法．尾崎紀夫，三村將，水野雅文，他(編)：標準精神医学，第7版．pp84-94，医学書院，2018

2章 精神科研修
——国民病としての精神疾患についての学び

2004(平成16)年度から始まった現行の初期臨床研修制度については，当時の厚生労働省からの公開文書に以下のような記載がみられた．

「我が国の医師数は人口10万対200人を超え…(略)…医療機関における事故が絶えないことなどから，国民の医療安全に対する信頼が揺らいでいる．医療は専門分化が著しく…(略)…医師と患者のコミュニケーションを大切にした全人的な幅広い診療能力の欠如を生じる結果にもなっている」

このように，初期臨床研修制度では，適切な指導体制のもとでプライマリ・ケアを中心に幅広く診察能力を有した医師を育成すること，特に医師としての人格を涵養するための研修が必要であることを明示したのである．そして，それまでの卒後の臨床研修に対して，「専門に特化した臨床研修が行われることで『人を診ずに病気を診る』と評されるようになり，必ずしも医療ニーズの変化に対応した臨床研修が行われていなかった」と厳しく評価した．

さて，精神科の初期臨床研修が，なぜ全ての医師に必要なのであろうか．なぜ，必修になったのであろうか．

2018(平成30)年3月の厚生労働省医道審議会の医師臨床研修部会の報告書には，精神科に関連性が高く経験すべき症候がいくつか明示されている．これらについては，本書の中で症例を挙げて解説することになるが，明示された症候を学ぶことだけが精神科研修の意義ではない．

私たち医師に求められているものは，目の前の患者に対して，現在の病状を正確に把握し，それに関連すると思われるさまざまな要因を集め検討・分析し，その患者の求める医療を把握したうえで，その患者に最も適切な医療を実行していくことである．そのためには，医学的な知識や技能はもちろんであるが，多角的にものを捉える力やコミュニケーション能力，そして信頼を得る態度や幅広い分野にわたる見識が必要になる．

精神科の研修では，医療者は患者の人権を尊重し，精神・身体・社会・倫理といった各面を総合的に考慮して治療を進めていくことを学ぶことになる．そして，患者-医師関係に十分に配慮した医療面接や診察法を具体的に研修する．また，医師が身につけるべきプロフェッショナリズムとして，「人間性の尊重」や「他者を尊重する態度」を実践する場も提供されるだろう．

ところで，現行の障害者基本法は，身体障害，知的障害，および精神障害の三障害一元化の観点から施行されている．しかしながら，三障害のうち精神障害は最も国民から理解を得られておらず，そのため精神障害者は，現在もさまざまな偏見と闘わなければならない状況が続いている．特に問題なのは，「精神科を標榜していない医師が精神障害者へ偏見をもっている」と指摘されることである．

以上のようなことから，精神・身体・社会・倫理といった各面を総合的に配慮で

き，偏見をもたないバランスのとれた医師になるためには，精神障害を正しく理解することが必須要件の一つといえるのである．

さて厚生労働省は，2011(平成23)年，医療法に基づく医療計画を作成するうえでの主要疾患とされる，がん，脳卒中，急性心筋梗塞，糖尿病の4疾患に，精神疾患を追加して5疾患とした(5疾病・5事業[*1])．そして，2013(平成25)年以降，全国の都道府県が提出する医療計画には，精神疾患が加えられることになった．さかのぼる2000(平成12)年に世界保健機関(WHO)は健康寿命[*2]にうつ病が大きく関与することについて報告しているが，それに10年遅れたものの，厚生労働省は精神疾患を予防や対策が必要な重大な「国民病」として位置付けたのである．その後も，2013(平成25)年にはアルコール健康障害対策基本法が，2018(平成30)年にはギャンブル等依存症対策基本法が成立するなど，精神科領域に関わる基本法の成立が続いている．

厚生労働省の患者調査による精神疾患の患者数は，2005(平成17)年以降300万人を超え，1999(平成11)年の204万人から比較すると2017(平成29)年には約2倍の419万人にまで増加し，現在も増え続けている．すなわち，精神疾患はプライマリ・ケアの場面においても遭遇する機会が極めて多い「国民病」であり，その点からも精神疾患について学ぶことは必要不可欠となっている．

以下に，精神科(精神疾患)を学ぶうえで一般診療科とは異なる特徴について，いくつか触れる．

一般社会での出来事との関連

精神科は，社会で起こっているさまざまな問題と大きな関わりをもつ診療科である．例えば，少子超高齢化を迎える日本において認知症問題は大きな課題となっているが，現在その機能が期待され，全国に配置されている認知症疾患医療センターの多くは，精神科がさまざまな形で関与している．

また，昨今社会問題となっているひきこもり対策や児童あるいは高齢者への虐待，DV，自殺対策，産業保健分野(ストレスチェックなどを含む)，緩和病棟の緩和ケアチームをはじめとするリエゾン精神医療から司法の領域(司法鑑定などを含む)，災害の際のDPAT[*3]や近年必要度が高まっている被災地での心のケア，そして行政(保健所の精神保健相談などを含む)に関わる領域など，精神科が関与している分野は実に多岐にわたっている．

さらに，ICD-11に新たに取り上げられることになったゲーム行動症＜ゲーム障害＞をはじめとする依存症問題や，近年クローズアップされている妊産婦の心の問

---

*1 5疾病・5事業とは，5つの疾病(がん，脳卒中，急性心筋梗塞，糖尿病，精神疾患)および5つの事業〔救急医療，災害時における医療，へき地の医療，周産期医療，小児医療(小児救急医療を含む)〕のことで，現在では5疾病・5事業ごとに，必要な医療機能(目標，医療機関に求められる事項など)と各医療機能を担う医療機関の名称を医療計画に記載し，地域の医療連携体制の構築を目指している．

*2 健康寿命とは2000(平成12)年に世界保健機関(WHO)が提唱した概念で，「健康上の問題で日常生活が制限されることなく生活できる期間」と定義されている．日本においては，健康寿命と平均寿命との間には10年以上の開きがあり問題となっている．

*3 DPATとは，災害派遣精神医療チーム(Disaster Psychiatric Assistance Team)の頭文字で，自然災害や航空機・列車事故・犯罪事件などの集団災害の後，被災地域に入り，精神科医療および精神保健活動の支援を行う専門的なチーム．

　題など，社会の要請や社会構造の変化に伴う新たなニーズはますます増加することが予想され，精神科医療の必要性が高まっている．

精神保健福祉法

　精神科の入院では，入院形態の種類が一般診療科とは大きく異なっていることを学ぶ必要がある．これは，入院治療が必要であるが，患者本人が入院に同意しない場合があるためで，精神科の入院形態などについての運用は，法の理念を十分に理解し，患者の人権に配慮した細心の注意を払う必要がある．

　そこで，精神科における重要な法の一つである精神保健福祉法について，この法に至った歴史について簡潔に解説する．

　精神疾患の患者は，大昔の加持祈祷の時代を経て，1900（明治33）年に「精神病者監護法」が施行され私宅監置が広く行われていた．1950（昭和25）年になると精神疾患の患者の適切な医療・保護を目指して「精神衛生法」が成立するが，1964（昭和39）年に精神疾患の患者が米国高官であるライシャワー氏を傷つける「ライシャワー事件」が起こり，この事件の翌年，在宅精神障害者の訪問指導・相談事業を強化する改正が行われた．そして，先進諸国に比べて精神病床数が少ないことが指摘され，精神病床の増床が推奨されていった．

　しかしながら1984（昭和59）年の精神科病院の中で起こった不祥事を契機に，精神障害者の人権擁護を求める声が高まり，1987（昭和62）年には，精神障害者の人権に配慮した医療および保護の確保と社会復帰の促進を図る観点から，精神衛生法の改正が行われた．そして，名称も精神衛生法から精神保健法へと改められた．また，1993（平成5）年には「障害者基本法」が成立し，それまで区別されていた精神障害が三障害（身体・知的・精神）の一つとして障害者基本法の対象に含まれることになり，精神保健法は1995（平成7）年に「精神保健及び精神障害者福祉に関する法律（いわゆる「精神保健福祉法」）」に改定され，その後も患者の人権に配慮した改定を繰り返しながら現在に至っている．

　なお，2005（平成17）年に成立した障害者自立支援法（現在の障害者総合支援法）は，身体・知的・精神の三障害一元化の観点から，障害を種別しない共通の自立支援について規定したものである．

精神保健指定医

　前項で述べた精神保健福祉法には，精神保健指定医についての記載がある．精神保健指定医とは，精神保健福祉法に基づいて患者本人の同意によらない非自発入院[*4]

[*4] 非自発入院とは，患者の意思によらない入院形態のことである．入院しなければ自傷・他害のおそれのある場合，都道府県知事の権限での入院（措置入院）が必要かどうかの措置診察を受ける．
　措置入院となるためには，複数の精神保健指定医による措置診察で，措置入院が妥当であるという判断の一致が必要である．また，措置入院には至らないが，患者のために入院治療が必要と精神保健指定医が判定したが患者が入院に同意しない場合には，家族等の同意により入院させ治療することができる（医療保護入院）．

の判定を行うことのできる国家資格で、いわゆる専門医とは異なる制度である。専門医は、基本領域学会が主体となって試験を行い日本専門医機構が認定する（精神科では日本精神神経学会が主体となって試験を行い日本専門医機構が認定する）制度であるが、精神保健指定医は厚生労働省が試験を行い厚生労働大臣が指定する国家資格であり、5年に一度の更新研修が義務付けられている。

この資格を取得することで、患者の同意によらない入院や患者の移送などの職務を行うことができる。したがって、精神保健指定医は、患者の人生を左右するかもしれない判断を行うという重責を担っている「自覚と責任」をもつ必要があり、慎重でかつ適切な法の運用が求められている。多くの精神科医は、精神科専門医を取得するとともに、精神保健指定医の資格を取得している。

また、今後増加する外国人に対する医療については、2018（平成30）年度より厚生労働省で検討会が開かれているが、患者本人の同意によらない入院形態がある精神科については、一般診療科とは全く異なる注意点があることが確認されており、別途慎重に検討されている。

精神科の救急

救急のシステムについても、一般診療科の救急とは異なる仕組みで稼働している。精神科での一次救急は「患者本人が診察に応じ外来の救急として診療するもの」を指しており一般診療科の一次救急と相違はないが、二次救急は「患者本人が入院に同意しないが入院が必要な救急医療」が中心になる。そして三次救急は「自傷他害のおそれや自傷他害が発生し、行政の権限で入院させる救急医療（いわゆる措置入院）」を指すことが多い。

いずれの場合も身体症状の救急状態が優先されることになっている。そのため、全国の救命救急センターには精神疾患もしくは精神症状を伴った患者が運ばれるケースが数多く発生しており、救急医と精神科医との連携が極めて重要になっている。その結果、最近では精神科医を常勤化する救命救急センターも増えつつある。

また、多くの都道府県や指定都市では、24時間救急情報センターを設置して精神科救急の窓口の役割を果たしている。さらに、多くの都道府県では、精神科病院を中心とした救急輪番制度が敷かれている。これらは1995（平成7）年から始まった厚生労働省の「精神科救急医療体制整備事業」によるもので、2010（平成22）年の法改正で都道府県の努力義務となったものである。

3章 精神科医療における倫理の特徴

水野雅文

臨床倫理課題への気づきと備え

精神科臨床における臨床倫理的課題が問題とされるときは，何らかのモラルが破綻したときが多く，平時には問われない倫理的課題が表面化する．特に注意を要するのは，治療同意判断能力に問題がある場合，すなわち本人が自身の治療について自由な意思決定をする能力そのものが低下あるいは障害されている場合である．強制治療を行うことのある精神科臨床において想定されるさまざまな倫理的課題については，日頃から備えている必要がある．

診療現場で求められる臨床判断

具体的に同意判断能力の評価が困難になるのは，例えば認知能力の低下時における外科手術のような身体侵襲を伴う治療の拒否など，自律尊重原則と善行・無危害原則が対立する場合などが挙げられる．この他，児童・未成年の同意判断能力，治療抵抗性統合失調症において同意判断能力を問うべきときなどがあたる．

人の判断には，個人の教育や社会経験，人間関係や社会関係を基礎とした思考過程があり，各人の同意判断能力は生物的，心理的，社会的側面を含めて理解することが欠かせない．治療同意のような自己決定には，代理人などの社会的側面についてもしかるべき支援が必要になることもある．

近年わが国の精神科臨床において，患者の身体的拘束または非自発的な隔離の増加が指摘され，問題視されている．隔離・拘束は，実務においては精神保健福祉法に則って厳格に行われるべきものであるが，臨床現場においては，常に患者にとっての最善の利益を考えつつ，ケース・バイ・ケースの判断が求められる．精神科医はそうした状況でさまざまな葛藤を抱きながら，臨機応変な対応を求められることがある．独りよがりな判断に陥らないように，多様な意見を聞きながら何より患者の安全を確保し，症状を改善するための治療を適切に実施することが求められている．

精神科の診療場面においては患者・援助者（家族など）・医療者間で価値観の対立が生じ，治療目標の共有が困難となることもある．「何が患者の『最善の利益』か」をめぐり，臨床家は日常臨床において意識的に倫理的配慮を行うと同時に，自らの医行為について説明可能な論理構成，思考訓練を行っておくべきである．

精神科医療の乱用

国内外を問わず，精神科医療をめぐってはこれまでにもさまざまな事件や問題が起こってきた．反体制思想を精神疾患とみなし，スターリン時代の旧ソビエト連邦

における刑事裁判や民事上の拘禁のために診断を悪用した例や，国際アムネスティなどからも指摘を受けた法輪功に対する中国における乱用行為，ナチスによる優生手術や精神障害者のガス室送りのための資料作成など，患者に対する忠誠心と組織に対する忠誠心が対立する極端な歴史的事例では，精神科医療が乱用され，それに精神科医が荷担したり積極的な役割を果たしたこともある．

　わが国でも，看護職員の暴行により入院患者が死亡した宇都宮病院事件〔1983（昭和58）年〕，看護職員により暴行事件が繰り返し発生した大和川病院事件〔1993（平成5）年〕，精神科病院長が入院中に死亡した患者の預金を横領した栗田病院事件〔1996（平成8）年〕，不適切な隔離拘束により患者が死亡した国立療養所犀潟病院事件〔1998（平成10）年〕など，入院患者の人権擁護のために精神保健福祉法が改正されるような事件が繰り返され，その都度医療倫理が問われてきた．

　脳とこころをめぐる精神医学においては，いまだ生物学的診断指標が極めて乏しく，閉鎖された空間での治療が行われることも多い．このため常に診断・治療の乱用や搾取が生じやすい状況にある．治療関係における医師-患者関係の対等化の動きはあるものの，両者の間には知識をはじめとする明らかな力関係の格差が存在している．精神科医は心的苦痛や羞恥などの人生の細部をも含む個人の秘密を知り得る立場にある．このような関係は主治医に対する複雑な感情を呼び起こし，患者側の依存を増す．それにより精神科医が患者を搾取し，自身の専門性を乱用することを可能にする．異性，同性を問わず患者との直接的な治療関係を背景として生じた親近感を乱用して起きることもあるが，精神科医と患者の性的関係は反倫理的である．したがって治療者である精神科医は最大限に倫理的な誠実さをもって臨床的判断を行うべきである．

現代社会における精神科医療

　精神科病床の定義は国により多様であるが，わが国の公表データには多数の慢性期患者用の病床数も含まれている（**図1**）．多数の社会的入院の結果，入院の長期化，高齢化が顕著である．現状において日本の精神科病院入院者の平均年齢は60歳を超えており，がんをはじめとする他科での入院治療も必要な身体疾患の併発なども深刻な課題である．多くの精神科病院が専門に特化し，身体科の医師が勤務していない現状を考えれば，総合病院との連携が欠かせない．地域のみならず，一般診療科の臨床場面でも，精神科患者の受け入れに対する倫理的配慮は日常的に求められている．

　電子化やカルテ開示などの医療システムの変更，現代の科学技術や法改正などの外的な要因によって，守秘義務の境界のあり方も変貌している．内的な要因としては，地域ケアなどにおける多職種間の情報共有の必要性，教育や研究活動，自殺，他殺，虐待などの危害からの保護の必要性なども，社会全体の価値観の推移とともに守秘義務の姿を脅かしている．守秘義務という理念は，医師が患者の利益を最大限に引き出すための指針としての倫理綱領（**表1**）に基づいて存続するものであろう．

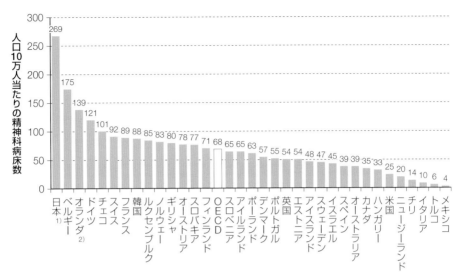

図1　各国の精神科病床数（OECD）
注1．日本では，多くの精神科病床は慢性疾患患者の長期入院に利用されている．
注2．オランダでは，精神科病床数に，他国では含まれていないであろう社会的ケア用の病床数も含まれている．
(https://www.oecd.org/els/health-systems/MMHC-Country-Press-Note-Japan-in-Japanese.pdf)

表1　精神科医師の倫理綱領（日本精神神経学会）

1. 【人間性の尊重】精神科医師は，いかなるときも精神を病む人びとの尊厳と人間性を尊重する．
2. 【適正な評価】精神科医師は，精神を病む人びとに関して可能な限り科学的かつ客観的な評価を行う．
3. 【最善の利益の提供】精神科医師は，他の専門職，さらには広く国民と協力し，精神を病む人びとの最善の利益となる精神科的治療ならびに包括的な援助を提供する．
4. 【自己決定権の尊重】精神科医師が治療および援助を提供する際には，十分な情報提供を行い，精神を病む人びととともに有効な同意を形成するよう努める．
5. 【守秘義務】精神科医師は，精神を病む人びとに関する守秘義務を遵守する．
6. 【無危害】精神科医師は，精神を病む人びとに危害を及ぼしうる行為を避けるよう努める．
7. 【乱用と搾取の禁止】精神科医師は，専門的技能および地位の乱用を行ってはならず，精神を病む人びとからのいかなる搾取も行ってはならない．
8. 【人格の陶冶と技能の維持】精神科医師は，つねに人格の陶冶と品位の保持を心がけ，専門および関連領域の最新の知識と技術を習得するよう努める．
9. 【精神科医師相互の責務】精神科医師は相互に尊重しあうべきであり，同業者の反倫理的行為を容認してはならない．
10. 【研究倫理の遵守】精神科医師が臨床研究を行う際には，研究倫理に係る規則に示された倫理原則を遵守する．
11. 【社会貢献】精神科医師は，精神保健福祉に関する適切な啓発活動を行い，精神保健福祉サービスの向上に貢献する．
12. 【法と制度への責務】精神科医師は法を遵守するとともに，法や制度を改善するよう努める．

精神障害と社会包摂

　　障害者総合支援法の制定に伴い，国民が障害の有無によって分け隔てられることなく，相互に人格と個性を尊重し合いながら共生する社会の実現につなげることを目的として，2016（平成28）年から障害者差別解消法が施行されている．これにより障害を理由とする不当な差別的扱いと合理的配慮の不提供が禁止された．

　　具体的な合理的配慮について精神障害や発達障害ごとに提示された文書も示されている．また精神障害を含む法定雇用率の引き上げなどにより，さらなる共生社会

の実現，労働力の確保，生産性の向上が望まれる．

倫理的判断に絶対的正解はない

　難しい倫理的判断が求められる日常診療の中で，考え抜いて答えを探る努力を地道に積み重ねていくことこそが重要である．現代社会の多様性に応えるうえでも，法を守っていればよいという問題では済まされない課題に日々直面していることを忘れてはならない．

Further reading
・水野雅文，藤井千代，村上雅昭，他（監訳）：精神科臨床倫理．第4版．星和書店，2011〔Bloch S, Green SA（eds）：Psychiatric Ethics Fourth Edition. Oxford, 2009〕
・Principles for the protection of persons with mental illness and the improvement of mental health care Adopted by General Assembly resolution 46/119 of 17 December 1991「精神疾患を有する者の保護及びメンタルヘルスケアの改善のための諸原則」
　外務省 Web サイト（https://www.mhlw.go.jp/stf/shingi/2r9852000001y6gv-att/2r9852000001y6mo.pdf）．最終アクセス：2020年2月
・合理的配慮等具体例データ集．
　内閣府 Web サイト（https://www8.cao.go.jp/shougai/suishin/jirei/index_seishin.html）．最終アクセス：2020年2月

4章 症例を通した学び

1 基本

精神科面接

池田暁史

症例

症例の概要

　症例は自ら精神科クリニックを受診してきた20代の女性．慢性的な空虚感，不全感を認め，変動性の抑うつ気分や手首自傷もみられるが，うつ病やパーソナリティ症＜パーソナリティ障害＞，ボーダーラインパターンの診断基準は満たさない．初回面接の様子を逐語的に提示することで，精神科面接での留意点を解説する．

学修のポイント

- 一般診療における大まかな治療構造(枠)の設定法について学ぶ．
- 患者の治療に対する動機付けを探索し，良好な治療関係を構築する方法を学ぶ．
- 患者の側に精神科診療に対する両価的な気持ちが存在することを認識する．

症例提示

【症例】　20代，女性
　　ICD-11：パーソナリティ症，中等度
　　ICD-10：特定不能のパーソナリティ障害(F60.9)(暫定)
【初診時主訴】　希望がもてない，手首を切りたくなる(本人)
【初診時面接】　(冒頭の挨拶などは割愛)
医師：今から20分ほどお話を伺って，その後10分位で今後の相談をさせていただきます．今日のご相談はどのようなことでしょうか．
患者：今，大学院修士課程の2年目なんですけど，研究がうまく進まなくて．博士課程に行きたいけど無理なのかな，とか考えていると辛くなってきて手首を引っ掻いちゃう．死んじゃいたいとかふと思ったりもするけど，やっぱり博士課程も行きたいし，前向きになれたらと思って……．
医師：嫌でなければ引っ掻いたところを見せてもらってもいいですか．
患者：(シャツの袖をまくって左手首を見せる)
医師：(傷の程度から状況の深刻さや患者の重症度をある程度判断する)ありがとうご

います．こういう状況はいつ頃からですか．

患者：今回は修士2年になる前後から．もともとは大学4年のときに，卒業論文と院の入試のことで焦ってきちゃって．眠れないし，食欲も落ちてやつれてきちゃって．知人の勧めで精神科のクリニックに半年ほど．そこでカウンセリングも受けていたけど行けなくなっちゃって……．

医師：なぜ行けなくなったの．

患者：なんか気が重くなっちゃって．通院の方は大学院の合格が決まるまで行ってたけど．

医師：(厭になる気持ちを取り上げないとこの治療も途中で中断するかもしれないなと考える)病状については何といわれていたんですか．

患者：性格の要素が強いうつ状態だって．

医師：その説明について自分ではどう思いますか．

患者：そうなのかな，と．親がいい成績でしか喜ばない人で，ずっとテストでいい点とって，一番ランクの高い学校に行って．そればかり期待されてきたし，自分でもそうするのが一番と思ってやってきたけど，自分が本当は何をしたいのかわからなくなることが昔からあって……．

医師：ずっと頑張り屋さんなの．

患者：だって他に方法がなかった(涙)．小さいときは，親に嫌われたら生きていけないと思っていたし，テストなんか90点だとサッと顔色が変わって不機嫌になるから親が望んでるようにしないとって．

医師：他の人に対してもそうなんですか．

患者：気を遣うっていうか，顔色を窺う……のかな．やっぱり相手が自分に何を望んでいるんだろうっていうのは知らず知らずに考えちゃうかも．時々そういうのが面倒臭くなって，全部どうでもいいって思って，投げ出したくなったり．そうすると死んじゃいたいな，とか．

医師：大学院進学も親の意向なんですか．

患者：自分でもよくわからなくて……．でも博士課程に行きたいなっていう気持ちはあるんです．だから親のこととか考えないで，博士課程目指して前向きに生きていきたいな，と思って．

医師：あー，そうすると，あなたのその前向きな気持ちが，今日，あなたをここに連れてきてくれたということなんですね．すると今日こちらに来られたのはご自身の意向ということでよろしいのでしょうか．

患者：そうです．自分で受診しようと思いました．前向き……，そうか，これって前向きともいえるんですね．

医師：わかりました．あなたのお役に立てればと思います．ただ現時点では，はっきりとした診断はつけられないように思います．あなたのことをもっと教えていただきたいので，これから何回か週1回お越しになって，お話を聞かせてもらえませんか．そして，実は一つ心配なことがあります．もしかしたらあなたは今日，家に帰って「なんだか頑張って話しすぎちゃったな」「またここでも頑張らないといけないのか」と思って，ここに来ることが辛く

なってしまうかもしれません．もしそうなったとしても来週またここに来て
ほしいのです．そしてそう思ったということを私に教えてください．これは
すごく大事なことです．

患者：わかりました．よろしくお願いします．

⋯⋯⋯⋯⋯⋯⋯⋯⋯⋯⋯⋯⋯⋯⋯⋯⋯⋯⋯⋯⋯⋯⋯⋯⋯⋯⋯⋯⋯⋯⋯⋯⋯⋯⋯

治療構造（枠）の意識化

　治療構造，特に時間について意識的になることは面接において非常に重要である[1]．1時間話を聞いてもらえると思っているときに30分で打ち切られれば，誰しも不快感を抱く．これでは良好な患者-治療者関係の構築は望めない．その日の診察の冒頭で予定時間を伝えて患者にある程度の心積もりを促しておくことで，不必要な退行を防ぎ得る．

患者の動機付けの探索

　治療に対する患者の動機付けを明らかにし，言葉で共有することは良好な治療関係を築く第一歩である．そのためにはまず傾聴することが肝要だが，ただ聞いていてもよい関係性は生じない．一つには，誰の意向で患者が受診したのかを確認する必要がある．家族や第三者の意向で患者が受診することはよくある．その場合，本人の主訴だけでなく第三者が期待していることも明らかにしないと，本当の意味での治療目標が共有できない．

　二点目として，患者が受診に至った経緯の中から治療者が肯定的な意味をすくい上げて伝えるという作業が重要となる．患者は通常，自力では事態を収束できず，刀折れ矢尽きた状態で受診する．その際，患者は受診自体を人生における失敗の結果と捉えがちである．治療者がそこに積極的な意味を見出し，言葉にすることで，それまでとは異なる価値基準が患者に提示され，治療への信頼感が高まる．

患者の両価性への注目

　とはいえ患者の肯定的な面にばかり注目するのもよくない．前しか見ない治療者に対して患者は徐々に弱さや辛さなどの否定的な感情を示すことができなくなっていく．それが続くと，患者は治療に来る意義を見出せなくなってしまう．したがって治療者は患者の肯定的な動機付けだけでなく否定的な動機付けにも常に配慮し，可能であれば面接中に取り上げたい[2]．治療に後ろ向きになってしまう自分を認め，受け入れてくれる治療者がいるということを実体験として知ることは，患者の受診に対する不安を和らげ，治療への意欲を喚起する．

Take-home message

　患者は前向きな気持ちと否定的な気持ちとの間を揺れ動きながら，精神科を受診する．その両方の気持ちに治療者が気づいているということを患者に示しておくことが治療関係を築くうえで極めて重要である．

文献　1）狩野力八郎：構造化すること．池田暁史，相田信男，藤山直樹（編）：精神分析になじむ―狩野力八郎著作集 1．pp125-135，金剛出版，2018

　　　　2）狩野力八郎：医療を受ける心理と医原神経症．池田暁史，相田信男，藤山直樹（編）：力動精神医学のすすめ―狩野力八郎著作集 2．pp49-59，金剛出版，2019

▶▶▶ 抑うつ状態（躁・軽躁も）

樋口輝彦

症例 ……………………………………………………………………

症例の概要

　症例は 52 歳の主婦．30 代でうつ病に罹患したが未治療で自然寛解．50 歳頃に躁エピソード（manic episode）が出現し，精神科初診となった．

　躁エピソードは気分安定薬（mood stabilizer）の服用で落ち着いたが，このエピソードに続いて抑うつエピソード（depressive episode）が長く持続し，今に至っている．

学修のポイント

- 抑うつ状態（depressive state）を見たらどのような疾患を思い浮かべて鑑別するかを学ぶ．
- 抑うつ状態を呈しやすい身体疾患にどのようなものがあるかを知り，その治療的対応で注意すべき点を学ぶ．
- 精神疾患による抑うつ状態でも何による（うつ病か双極性うつ病か？　など）抑うつ状態かを明らかにして治療方針を立てることが重要であることを理解する．

症例提示

【症例】　52 歳，女性
　ICD-11：双極症 I 型，現在抑うつエピソード，中等症，精神症＜精神病＞症状を伴わない
　ICD-10：双極性感情障害，現在中等症うつ病エピソード（F31.3）

【初診時主訴】　疲れやすい，家事ができない

【家族歴】　姉が双極症＜双極性障害＞

【既往歴】　特記なし

【生活歴】　二人姉妹の次女として生まれ，短大を卒業後，商社に 6 年勤務した後，退職し結婚した．その後，友人の経営する会社で非常勤職員として働いていた．30 代に不眠に始まるうつ状態になり，仕事を辞めた．このときは受診することなく寛解に至った．

【病前性格】　明るく社交的，友人も多い

【現病歴】　30 代，結婚して非常勤の仕事をしていた頃に不眠が始まり，次第に元気が出なくなり，仕事の能率が落ちて仕事を辞めた時期があった．この状態は 2〜3 か月ほど続いたが，精神科を受診することはせずに，かかりつけ医から眠剤を処方してもらい，これを服用するだけで次第に元の状態に戻

り，半年後からは再び非常勤の仕事を始めた．その後，子どもが生まれて家庭に入り，特に同様の状態になることなく経過していた．

それから20年ほどしたX年4月，急に外出が増え，数十万円の時計や衣服を買ってくるようになった．夫が注意すると今までなかった激しい口調で「これくらいの買い物をして何が悪いの？　今まで，私は我慢して家のことだけやってきたのだから，少しくらい思い通りにやらせて！」とまくし立てたので，夫はこれまでになかったことであり大変驚いたとのこと．睡眠時間は3時間と短く夜中に目が醒めると起きだして活動し家族の睡眠が妨げられるほどであった．

この状態が2週間たっても治まらないため，夫が付き添って精神科のクリニックを受診した結果，双極症と診断され，炭酸リチウム400 mg/日が処方された．その後，炭酸リチウムが増量され（600 mg/日）血中濃度が0.6 mEq/L前後で経過するようになった頃から躁状態は次第に治まり，2か月後頃からは逆に元気がなくなってきた．この時点で当科に初診となった．朝起きにくくなり，声をかけても9時頃まで寝ている．起きてからもほとんどソファーに座るか横になって過ごす．口数は減り，気力・意欲が出ないと言う．興味のあったテレビドラマも見なくなり，時に涙を流しているので，「何が悲しくて泣いているの？」と聞いても，特に悲しい出来事があるわけではないと言う．食事は夫が促さないと食べない．睡眠はむしろ過眠に傾いている．少し散歩に出たらどうかと夫が勧めるが，「体が疲れて動けない」と言う．家事は洗濯と掃除はかろうじてやるが，手際よくできない．また特に家事などにとりかかるのに時間がかかる．このような抑うつ状態が2～3か月続いている．

【初診時所見，診断・鑑別診断とその根拠，治療方針】　初診時所見を整理すると次のようになる．

①抑うつ気分 depressive mood

②興味・関心の減退 loss of interest

③食欲減退 loss of appetite

④過眠 hypersomnia

⑤精神運動制止 psychomotor retardation

⑥疲労感，気力低下 fatigue, loss of energy

以上はDSM-5の抑うつエピソードの基準を満たす．

抑うつ状態（躁状態）の症状構成は次のように整理できる．

(1) 気分・感情の異常：抑うつ気分・悲哀感が代表的（爽快気分・高揚感 elevated mood）

(2) 意欲・行動の異常：精神運動制止・気力低下，興味・関心の低下が代表的（活動欲求の亢進，多弁・多動）

(3) 思考の異常：思考制止，自己評価の低下，微小念慮など（誇大的思考 grandiosity，観念奔逸 flight of ideas）

(4) 身体症状：食欲減退（過食），不眠（過眠），疲労感（睡眠欲求の減少，食欲・性欲の亢進）

解説 ･･

▍抑うつ状態と判断できるのはどのような状態のとき？

　症状の点からみると，この症例の初診時の所見①〜⑥に加えて思考力・集中力の減退，自殺念慮・自殺企図などが存在すればうつ状態と診断することができるが，症状のみで判断するのは危険であり，加えてその患者さんの示す表情，話し方，体の動きなど非言語的な，客観的に観察できること（表情が暗い，動きが乏しい，声が小さい，言葉数が少ない，笑いがない，下向き加減で目を合わせることが少ないなど）をしっかりおさえることが大切である．ただし，注意すべきは，抑うつ状態が始まってからの変化なのか，もともとそのような人なのかを確認（例えば家族から聞くなど）することである．例えば元来，無口の人であれば言葉数が少ないのは所見でなくなるからである．また，逆のことも頭のどこかにおいておくことが必要である．外見が一見明るく，とても抑うつ状態を思わせないケースでありながら，内的には重度のうつ症状を抱えている場合があるからである．

▍抑うつ状態（躁状態）を見たらどんな病気を考える？

　抑うつ状態（躁状態）はうつ病あるいは双極症だけに見られるものではない．また，精神疾患にだけ出現するものでもない．そこで抑うつ状態（躁状態）を見たときには，抑うつ状態を示しやすい身体疾患の有無をチェックする必要がある．**表1**には抑うつ状態を示しやすい身体疾患をまとめた．これらを除外できたら，次に抑うつ状態を示すうつ病以外の精神疾患を除外する必要がある．中でも双極症の抑うつエピソード，抑うつ状態を伴う適応反応症＜適応障害＞，神経発達症＜発達障害＞の抑うつ状態はうつ病との鑑別が困難なことがあるので注意が必要である．

　これらが鑑別できたら，最後にこの抑うつ状態がうつ病か双極症の抑うつ状態かを鑑別することになる．

表1　抑うつ状態（躁状態）を呈しやすい身体疾患

Ⅰ 脳器質疾患	・脳血管障害，脳炎，頭部外傷，脳腫瘍，アルツハイマー病 ・多発性硬化症 ・正常圧水頭症 ・側頭葉てんかん
Ⅱ 身体疾患	・がん ・甲状腺機能亢進症・低下症，クッシング症候群，その他内分泌疾患 ・SLE など膠原病 ・ペラグラなど代謝性疾患 ・インフルエンザ
Ⅲ 薬物による	・ステロイド，インターフェロンなど

双極症の抑うつエピソードの治療で注意すること

　うつ病・抑うつ状態の薬物治療の基本は抗うつ薬であるが，双極症の抑うつエピソードの場合には気分安定薬（炭酸リチウム，バルプロ酸，カルバマゼピンなど）を基本の薬剤としたうえで抑うつエピソードの場合にはクエチアピンあるいはラモトリギンを併用する．それでも効果が得られない場合には慎重に抗うつ薬に置き換える（気分安定薬は継続したまま）．

Take-home message

　抑うつは健常者，身体疾患，うつ病以外の精神疾患にも見られる現象であり，それらの間に明確な区別はつけがたい．うつ病の抑うつ状態と双極症の抑うつ状態を「抑うつ」だけで区別することもできない．これらの鑑別はそれぞれの経過，全体像から行うことが必要である．

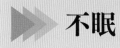

不眠

山寺 亘

症例

症例の概要

　睡眠衛生指導によって軽快した慢性不眠障害の症例から，睡眠医療における精神医学の役割を理解し，睡眠・覚醒障害の概要を学ぶ．

学修のポイント

- 国際疾病分類第11版(ICD-11)の睡眠・覚醒障害(第7章)は，精神科研修の対象である．
- 睡眠・覚醒障害の主訴は，疾患によらず，夜間の睡眠困難(不眠)と日中の眠気(過眠)のいずれもがあり得るため，鑑別診断が重要である．
- 不眠という症候から，不眠障害という診断を導く必要がある．
- 不眠障害の治療的初期対応は睡眠衛生指導(sleep hygiene education：SHE)であり，薬物療法は補助的に施行される．
- SHEには精神医学的介入が必要であり，難治例には認知行動療法の導入を考慮する．

症例提示

【症例】　66歳，男性，無職

【主訴】　睡眠薬をやめたい

【家族歴・既往歴】　疾患の家族歴なし．60歳よりの高血圧症は，アムロジピン5 mg/日にて経過良好である．

【生活歴】　同胞三名中第二子長男．大学卒業後，銀行員となる．34歳で結婚．娘二人．65歳で退職．専業主婦の妻(63歳)と二人暮らし．退職後，社会的活動への参加を希望しているが，叶わないでいる．BMI 23.8．食欲良好，機会飲酒のみで，喫煙習慣はない．

【病前性格】　完全主義で，神経質．特に，健康面への気遣いが強い．

【現病歴】　X−2年，仕事上のストレスを契機に入眠障害が出現し，エチゾラム0.5 mg/日を頓用するようになった．半年前，定年退職し同居の次女が結婚した頃より，入眠障害が増悪した．考えごとばかりして，寝付けない．日中の気分は冴えず，めまいや頭重感を伴う．必要な用事はこなせている．午前中から夜を意識してしまう．ゾルピデム10 mg/日の常用で入眠は確保されるが，満足感は得られない．副作用や依存性への不安も高まる．X年，内科主治医からの紹介となった．

【初診時所見，診断，治療方針】 睡眠困難が持続し，日中の機能障害を呈していた．深刻な抑うつ状態は認められず，他の睡眠障害も問診上で否定された．元来の神経質性格や契機となるライフイベントの存在，眠りへのとらわれから不眠への恐怖を悪循環させている心理機制が聴取され，慢性不眠障害と診断した．血液尿検査に問題はなかった．

【治療経過】 薬物は，前医と同じゾルピデム 10 mg/日を定期服用させた．隔週の外来通院を通して，正常睡眠や睡眠障害に関する一般的知識，不眠障害の発生機序と対処法，睡眠薬の使用法・中止法などを内容とする SHE を施行した．睡眠日誌に基づいて，具体的な入床時刻や離床時刻を設定し，日中の過ごし方を検討した．具体的には，「昼寝をやめる」「朝の散歩では空を見上げる」「トイレと寝室の時計を外す」「疲れたときや明日予定があっても早く床に入らない」「数日の不眠に一喜一憂しない」と指導しながら，睡眠に関する考え方や行動の修正を図った．並行して，背景にある定年後の生活環境の変化を取り上げていった．2か月後より，「睡眠時間に対するこだわりが減った」「誰かと夢中に話していると不眠を忘れているときがある」「睡眠日誌を見てもらって，これでよいと言われると安心する」と話し，徐々に睡眠覚醒周期は安定していった．さらに，「仕事を辞めて生活が変わり，どうやって暮らしていけばよいのかわからなくなっていた」「眠ることよりも薬をやめることが目的になっていた」「日々の小さい幸せが大切と感じる」など「マイペースでやっていこう」という新しい生活への適応を目標に据えるにしたがって，不眠への不安は軽減していった．不眠を感じた際にも，翌日の生活に支障がなければ病的ではないと認識し，常用量を 1/2 に減量した．3か月後には，ゾルピデム 5 mg/日を月数回頓用するのみとなった．日常生活では，ボランティア活動を楽しんでいることを確認して，半年後，紹介元への逆紹介として終結した．

解説

睡眠障害の分類

米国精神医学会精神疾患の診断・統計マニュアル第5版(DSM-5)や睡眠障害国際分類第3版(ICSD-3)と同様に，ICD-11 も睡眠・覚醒障害を，①不眠障害，②過眠障害，③睡眠関連呼吸障害，④概日リズム睡眠・覚醒障害，⑤睡眠関連運動障害，⑥睡眠時随伴症，に分類している．精神科臨床において，睡眠・覚醒障害の基本的な鑑別診断は必須であり，確定診断や専門的な治療については，睡眠医療専門施設との連携を検討する．

不眠障害の診断

　不眠障害は，「適切な睡眠環境下において，睡眠の質や維持に関する訴えがあり，これに基づいて日中の機能障害が認められる」と定義される．有病率は，人口の6〜10％と推定される．診断は症候論的に規定されるが，診断を支持する特徴に，過覚醒と睡眠妨害連想が挙げられている．これは共通する心理的な発症機制であり，慢性化要因となる[1]．

不眠障害の治療

　SHEを徹底し，最小限の薬物療法を併用するのが初期対応である．睡眠の正しい知識を与え，良眠に導く生活を実践させる．具体例は，「健康づくりのための睡眠指針2014」[2]にまとめられている．難治例には，認知行動療法（cognitive behavioral therapy for insomnia：CBT-I）の導入が推奨されている．CBT-Iは，①SHE，②漸進的筋弛緩法，③睡眠スケジュール法（刺激制御法，睡眠時間制限法），④認知的介入，⑤減薬指導，などを構成要素として，6回前後で施行する精神療法である．主観的な睡眠状態（特に入眠潜時）を改善させて，0.5〜1年も効果が維持し，睡眠薬を減量させることが実証されている．

　提示症例は，心理的要因を契機として発症し，慢性経過を辿っていた慢性不眠障害である．SHEという非薬物療法を主たる治療としたが，減薬に関する指導も含まれる．基本的な精神科面接術を駆使して，患者特性に配慮した個別の対応が極めて重要である[3]．良好な患者-治療者関係を築き，患者の心身・社会的状況を把握したうえでのSHEは，全ての睡眠障害に対する第一選択的な治療法である．

Take-home message

　精神科臨床において，睡眠と覚醒に関する症候は，最も遭遇する頻度が高い．睡眠・覚醒障害の基本的な鑑別診断と治療的な初期対応を習得する必要がある．

文献　1）山寺亘：不眠症の性格・精神病理．三島和夫（編）：不眠症治療のパラダイムシフト—ライフスタイル改善と効果的な薬物療法．pp44-48，医薬ジャーナル社，2017
　　　　2）厚生労働省健康局（編）：健康づくりのための睡眠指針2014．厚生労働省健康局，2014
　　　　3）山寺亘：睡眠—覚醒障害群へのアプローチ—睡眠衛生指導，CBT-I，森田療法について．中村敬（編）：日常診療における精神療法—10分間で何ができるか．pp163-176，星和書店，2016

2 症候

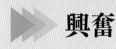
興奮

平田豊明

症例

症例の概要

　症例は精神運動興奮で発症した会社員男性．警察介入により精神科救急医療システムを経由して救急受診し，急性一過性精神症＜急性一過性精神病性障害＞の診断で医療保護入院となった．その後の経過から統合失調症と最終診断されたが，再就職を目指して療養中である．

学修のポイント

- 急性発症に至るストーリーを簡潔かつリアルに再構成する．
- 精神科救急医療システム（精神科救急医療体制整備事業）の概要を知る．
- 興奮の鎮静を図りながら治療関係の構築を目指す精神科救急医療の技術を学ぶ．

症例提示

> 【症例】　20代，男性
>
> 　　ICD-11：急性一過性精神症，のちに統合失調症
>
> 　　ICD-10：急性一過性精神病性障害（F23），のちに統合失調症（F20）
>
> 【初診までの経過】　症例の男性は，人口減少が進む地方の町から都会の私立大学（文系）に進学し，4年で卒業後は建設関係の中堅企業（営業部門）に就職して3年になる．アパートでの単身生活は7年になる．50代の両親は地方公務員．3歳年長の姉が実家の近くに家庭を構えている．精神疾患の家族歴はない．本人は温和な性格の努力家で，高校まで学業成績は上位．運動もよくできた．数人の男友達の他，大学時代から交際する女性もいる．これまで心身ともに大きな挫折体験はなかった．飲酒は機会的，喫煙歴はない．
>
> 　X−3月，初めて本人が責任を負う仕事でミスが生じ，意気阻喪していた．そこに追い打ちをかけるように，最近交流が希薄となっていた恋人に別れ話を提案された．以降，不眠と食事量の低下が続き，出勤はするものの，注意力が低下して凡ミスが増加．会話やメールも乏しくなっていくため，職場も家族も案じていた．
>
> 　X−1日（土曜）23時過ぎ，本人から職場同僚に「日本がヤバい．もうすぐ終わるぞ」などというメールが入った．同僚から連絡を受けた両親が，翌日の昼過ぎ，半年ぶりに本人のアパートを訪れたところ，平素は片付いている室内にはゴミが散乱していた．普段着でベッドに横たわる本人は，問いかけに開

眼はするものの視線が合わず，返事もなかった．父親が実家に帰ることを促し，体を起こそうとしたところ，本人は「何すんだ！危ないから帰れ！」と怒鳴り，掴みかかるなどしたため，驚いた母親が110番通報．精神科救急医療システム*1を経由して，X日(日曜)15時，警察官同伴*2で当番病院の受診に至った．

【初診時所見と診断，治療方針】　警察官に両腕を抱えられた本人は，「ハルマゲドンなんだよ！地底からキノコ雲が上がって来るんだよ！」などと叫びながら救急診察室に入室してきた．中背で痩せ型．眼光は鋭く，恐怖と敵意に満ちていた．着座を促したが，拒否して退去しようとするため，診察医(精神保健指定医)は，「安全に診察するため」と告げながら，看護スタッフとともに体幹と四肢をベッド上に拘束した．「俺は生け贄かよ！」と本人は抵抗したが，医師が「ハルマゲドンはあなたの中で起きている戦争です．ここは精神科の専門病院．あなたの戦争を終わらせることができます．一人で闘う必要はありません」などと話しかけ，聴打診をするうちに*3昏迷状態に転じ，心肺モニターと血中酸素濃度モニターの装着，さらには採尿と採血にも，なされるがまま応じた．

　　呼吸，心拍数とも頻回で血圧は上昇．体温は37.1℃．簡易尿検査キット*4にて薬物反応の陰性を確認．両親からの生活歴情報とあわせて，診察医は急性一過性精神症と暫定診断した*5．「今は疲労困憊しているのに休めない状態です．大変でしたね．まずは落ち着きましょう」とリスペリドン内用液2 mLとロラゼパム1 mg錠の内服*6を何度か勧めたが，開口しないため，説明しながらオランザピン10 mgを筋注*7した．同日16時半，診察医は，本人の病状から見て通院治療および任意入院は困難と判断し，父の同意による医療保護入院とした．脱水を疑って点滴を開始し，隔離室に搬入した．

【治療経過】　入院日の18時には対話が可能となったため，当直医が病名，入院治療の必要性と見通しなどを説明した．本人は半信半疑ながらも説明に頷き，食事や服薬にも応じたため，身体拘束と点滴を終了した．入院当夜から睡眠がとれるようになり，第5病日で個室に移室．X−1月頃から幻聴や被注察感，世界変容感などがあったことを回想した．血液，生化学，脳波，頭部CT検査では異常所見なし．15病日で4床室に移室し，28病日から心理教育と作業療法を開始．45病日で実家に退院とし，地元の精神科病院に紹介した．

　　その後はデイケアに通所しながら実家で静養し，1か月のリハビリ出勤を経てX+1年に復職したが，3か月後に昏迷状態を呈して再入院となった．約1か月で軽快退院したものの，本人は都会で営業職を続けることを断念し，実家で療養しながら地元での再就職を目指すことを選択した．以上の経過から，最終診断を統合失調症，複数回エピソード，現在部分寛解とした．

> **解説** ・・・

精神科救急医療体制整備事業（＊1）

国と都道府県が運営する精神科の救急病床確保事業．精神科救急情報センターが電話相談の窓口となり，夜間・休日でも救急診療や入院が可能な精神科医療施設を案内する．

警察官通報（＊2）

警察が介入した事例を措置入院の対象として保健所に通報するかどうかは，警察の判断に委ねられている．本症例は自傷他害行為が明確ではなかったため，通報は不要と判断された．

心理的鎮静（＊3）

鎮静剤だけでなく，こうした言語的・非言語的な安全感の保障（ディエスカレーション）が不可欠である．治療関係構築の成否にも関わる．

簡易尿検査キット（＊4）

覚せい剤（メタアンフェタミン）や大麻，アヘン，向精神薬などの代謝物を尿中から検出するキット．10分ほどで結果が判明する．

鑑別診断（＊5）

せん妄，てんかん（精神運動発作）など意識混濁による興奮，重症の躁病，激越うつ病など気分障害に伴う興奮，それに解離性障害や情緒不安定性パーソナリティ障害，知的障害を背景とした反応性の興奮を鑑別しなくてはならない．各疾患がいくつか合併することもある．どれが興奮の主因であるかを判別しながら治療方針を立てる必要がある．

薬理学的鎮静（経口）（＊6）

まずこの組み合わせの内服を試みる．オランザピン口腔内崩壊錠でもよい．せん妄や脱抑制を疑う事例では，ロラゼパムをクロナゼパムに置換する．てんかんを疑う場合は抗てんかん薬を追加する．

薬理学的鎮静(非経口)(＊7)

オランザピンの筋注が選択されることが多い．これが無効の場合は，点滴ルートを確保のうえ，ハロペリドール5mgを静注する．なおも鎮静が得られない場合は，希釈したフルニトラゼパムをゆっくりと入眠まで静注する．

Take-home message

精神科的な救急状態は，生命の安全をも脅かす危機であると同時に，治療効果の高い医学的介入の好機でもある．早期の適切な危機介入は，重大事象の回避だけでなく，在宅ケアの維持や治療関係の強化，そして予後の改善にもつながる．

Further reading
・日本精神科救急学会(監修)：精神科救急医療ガイドライン—2015年版．第3章「興奮・攻撃性への対応」および第4章「薬物療法」．へるす出版，2015
・杉山直也：精神科救急．福井次矢，高木誠，小室一成(編)：今日の治療指針2019年版．pp1062-1064，医学書院，2019

2 症候

もの忘れ

數井裕光

症例

症例の概要

　もの忘れはさまざまな精神疾患で訴えられる高頻度の症状であるが，その特徴の把握は，原因疾患の診断に役立つ．本項では，もの忘れが主訴となる最も高頻度のアルツハイマー病の症例を提示する．

学修のポイント

- エピソード記憶を理解する．
- 実臨床で必要となる記憶に関する知識を理解する．
- アルツハイマー病の記憶障害の特徴を理解する．
- 他の精神疾患における記憶障害の特徴を知る．

症例提示

【症例】　74歳，右利き男性
　　ICD-11：アルツハイマー病による認知症
　　ICD-10：アルツハイマー型認知症（F00）
【初診時主訴】　なし（本人），もの忘れ（家族）
【家族歴】　認知症を含め精神疾患の家族歴なし
【既往歴】　特記なし
【現病歴】　72歳頃から約束や予定を忘れるようになった．73歳頃からは，もの忘れが顕著となり，財布や眼鏡などの置き忘れ，同じ話をする，同じ物を繰り返し買うなども観察された．食事を食べたにも関わらず，再度食事を要求することもあり，これに関しては家族が，すでに食べたことを説明しても，思い出せなかった．本人にもの忘れの自覚は乏しく受診を渋っていたが，かかりつけ医から勧めてもらい，妻同伴で受診となった．
【初診時現症】　意識清明，礼節は整い，診察には協力的であった．前日の夕食の内容を質問したが正答できず，妻を振り返るそぶりがみられた．また「別に食事の内容を覚えていなくても困らない」と取り繕った発言が認められた．そこで妻に正答を言ってもらったが，それを聞いても本人はわからなかった．しかし結婚した頃，子どもが小さかった頃の様子などの古い出来事については，正しく思い出せた．
　　Mini Mental State Examination（MMSE）を実施したところ，23/30点であっ

た．下位検査の成績は，時間の見当識で－2点，場所の見当識で－1点，Serial 7で－1点であった．三つの単語を提示して，即座に繰り返してもらう即時再生課題では，三つとも正答できた．しかし他の課題をするなどして数分間の遅延時間をおいた後に，その三単語を再度思い出すよう依頼したが，思い出せなかった．そこで即時再生課題で提示した三単語に，提示していない三単語を加えて，元の単語と新たな単語をランダムな順序で一つずつ聴覚的に提示し，最初の三単語に存在したかを確認したところ，全てなかったと回答した．

解説

エピソード記憶

記憶は複数のシステムからなることが明らかになっており，その中で，「昨日の夕方に，駅の喫茶店で，友人と会った」というような時間と場所の文脈を伴う，個人的体験の記憶をエピソード記憶と呼ぶ．実臨床において，記憶障害，健忘と表現される障害のほとんどは，エピソード記憶の障害で，前述の症例で障害されている記憶もエピソード記憶である．

実臨床で必要となる記憶に関する知識

エピソード記憶は，情報を「記銘」し，「その後，一定時間，貯蔵」し，「想起」するという三段階の過程で成立する．記銘の障害は，即時記憶の障害で生じる．即時記憶とは，数秒～数分の間だけ情報を保持する機能で，電話をかけるときに一時的に電話番号を覚えておく際などに働く．即時記憶は，臨床神経心理学的には，記憶機能ではなく注意機能に分類され，注意，覚醒度，遂行機能，言語などの障害によって低下する．即時記憶はMMSEの中では，三単語の即時再生課題で評価される．

即時再生ができた情報は適切に記銘されたと判断される．さらに5分ほど時間をおいた後に適切に想起されたときには「貯蔵」と「想起」も正常であったと判断される．しかし想起できなかった情報に関しては，「貯蔵」，「想起」のどの段階で障害されたかを明確にすることは困難である．そこで実臨床においては，「自由再生」と「再認」という二つの想起法の成否で障害過程を推測する．自由再生とは，記銘した情報を，何の助けもなく自ら想起すること，再認とは，提示された情報が，記銘した情報と同じか否かを照合することである．臨床場面では，記銘した5分後に再認ができない場合には，「貯蔵」の障害と考える．自由再生はできないが再認ができる場合は「想起」の障害と考える．

エピソード記憶は記銘から想起までの時間によって，近時記憶と遠隔記憶に分けられる．すなわち，近時記憶は，記銘から想起までの時間が数分～数日までの記憶，遠隔記憶は数日～年単位の記憶である．ただし，近時記憶と遠隔記憶の時間的区分は明確ではない．

アルツハイマー病による認知症の記憶障害

　前述のアルツハイマー病による認知症の例では，出来事に対する記憶（エピソード記憶）が，高齢になってから障害され始め，これが緩徐に進行した．診察場面でも，前日の夕食の内容を自由再生，再認ともにできなかった．またMMSE検査では，三単語の即時再生はできたが，遅延時間をおいた後には，自由再生も再認もできなかった．以上はアルツハイマー病による認知症の特徴的な記憶障害である．また思い出せないときに認められる振り返り行動と取り繕い行動，記憶障害に対する病識が乏しいのも本疾患の特徴である．一方，アルツハイマー病による認知症の病初期には遠隔記憶は保持される．アルツハイマー病による認知症の人でも，特に初期では，感情を伴うエピソード記憶は覚えやすいことが知られている．

　アルツハイマー病による認知症の診断には頭部のCT，MRI，あるいは脳血流SPECTが必要である．側頭葉内側部の萎縮や機能低下が認められ，これがエピソード記憶障害の責任部位と考えられている．さらに後部帯状回の機能低下の関与も示唆されている．

他の精神疾患のもの忘れ

　エピソード記憶障害は，血管性認知症，レビー小体型認知症，前頭側頭葉変性症，特発性正常圧水頭症などの認知症性疾患でも認められるが，概してアルツハイマー病による認知症よりは軽い．またうつ病，ADHDの人も，もの忘れをしばしば訴えるが，純粋な記憶障害ではなく，注意障害の関与が大きいと考えられる．以上の疾患では，自由再生は障害されても，再認はできることが多い．解離性障害も，もの忘れを訴えるが，遠隔記憶が島状に抜けることが多い．

記憶検査

　わが国で標準化されている記憶検査はWechsler Memory Scale-Revised（WMS-R）とRivermead Behavioural Memory Test（RBMT）である．前者は言語性記憶と視覚性記憶とを分けて評価でき，さらに注意機能も同時に評価できる．後者は記憶障害による日常生活上の支障を予測したいとき，リハビリテーションなどの効果を評価するために繰り返し記憶検査を行う必要があるときに使いやすい．

Take-home message

　もの忘れを自他覚する患者に対しては，まず即時再生ができるか否かを評価し，注意障害か記憶障害かを判断する．

　即時再生ができた患者に対しては，遅延再認ができるか否か評価し，顕著なら記憶障害を呈する疾患か否かを判断する．

Further reading

・浅井昌弘，鹿島晴雄（編）：臨床精神医学講座 special issue 2 記憶の臨床．中山書店，1999
・數井裕光，武田雅俊：健忘症状群の診かた．高次脳機能研究 29：304-311，2009

2 症候

せん妄

八田耕太郎

症例 ....

学びの目標や症例の概要

　せん妄は急性の行動障害として危険を伴うため即応の必要があり，短期的な治療技術や予防方略を行使することは必須である．睡眠覚醒サイクル障害が必発であるためその修正が効果的であり，典型例を通してその修得を目指す．

学修のポイント

- 興奮が本当にせん妄か，あるいは不安・抑うつ状態にせん妄が潜在していないかを評価し，リスク因子を同定する．
- 夜間せん妄であれば，次の夜のせん妄を非薬物的介入および薬物療法で予防する．
- 過活動型のせん妄状態を薬物療法によって収束させる．

症例提示

【症例】　85歳，男性
　　ICD-11：せん妄
　　ICD-10：せん妄，アルコールおよび他の精神作用物質によらないもの（F05）
【初診時主訴】　不眠・不穏
【家族歴】　精神疾患の家族歴なし
【既往・併存症】　高血圧症にて月1回通院中．認知症の診断やせん妄の既往はない．
【常用薬】　ARB・カルシウム拮抗薬配合剤
【飲酒習慣】　ビール350 mL/日
【生活状況】　妻と二人暮らし．入院前のADLは自立しており社会資源の利用はない．
【現病歴】　左下腿の蜂窩織炎にて2日前に入院した．その際の看護記録では，理解力は年齢相応とのこと．昨夜，22時頃からナースコールを連打し，天井の点滴用のフックを指して「虫が下りてくる」と錯視を窺わせる発言を繰り返して，病院にいる認識はなかった．このため看護師が付き添って朝まで経過した．本日午前9時に精神科にコンサルテーションとなった．
【初診時所見】　覚醒しており，注意はこちらに向けられて維持でき，見当識は保たれ，意識清明であった．昨夜「排泄のために看護師を1〜2回呼んだ」と錯視の記憶は欠損している．入院日を覚えているが，前回の内科外来受診日

の記憶は 1 週間ずれている．入院時 38.5℃ であったが今朝は 37.3℃，C 反応蛋白は 32.7 mg/dL から 7.8 mg/dL に改善中，eGFR は 65 で腎機能は正常から軽度低下の水準，肝機能に異常はなかった．HbA1c は 5.8%，QTc は 0.42 秒であった．

【診断・鑑別診断】 昨夜，挿話的に錯視を含む異常な言動が出現し，その際に病院にいる認識がなく意識が曇っており，今朝には意識清明化して短時間での意識の変動が認められる．異常な言動の記憶は欠損している．背景に軽度認知機能低下があると推察されるがそれで説明できるエピソードでなく，蜂窩織炎による炎症反応亢進がせん妄惹起の身体的因子として挙げられる．したがって DSM-5 に基づくせん妄と診断した．認知症の行動・心理症状やレム睡眠行動障害には該当しない．

【治療方針】 初診時点，意識は清明化しており昨夜のせん妄状態から回復していたことから，初診日以降のせん妄予防を主眼に治療方針を立てた．睡眠覚醒サイクルの維持を促進するために家族に付き添ってもらって午前中は自然光を感じやすい場所で過ごすなど非薬物的予防アプローチをしつつ，ラメルテオン 8 mg を 19 時に定時投与開始した．不眠時指示としてスボレキサント 15 mg，それでもせん妄が再出現する際に備えてクエチアピン 25 mg（3 回まで）を不穏時指示として設定した．

【治療経過】 その後 2 週間，不眠時指示を使用した日が 3 日あったがせん妄には至らず，蜂窩織炎の治癒とともに退院した．定時のラメルテオンも退院 3 日前に中止したが睡眠は良好で治療終了とした．

> **解説**

　せん妄は，40 歳前後から徐々に始まる脳の萎縮・虚血性変化を背景に，急性身体疾患で生じる末梢性炎症，低酸素，薬物などによる刺激が，透過性の亢進した血液脳関門を介してミクログリアを活性化させ，アストロサイトや神経細胞に影響を及ぼす脳症と捉えられている．

興奮が本当にせん妄か，あるいは不安・抑うつにせん妄が潜在していないかを評価し，リスク因子を同定する

　せん妄には過活動型，低活動型，混合型がある．過活動型は，状況がわからないゆえの不安を背景にした認知症の行動・心理症状と混同されやすい．一方，低活動型は表面的には抑うつ，不安，意欲障害が目立つため抑うつ状態と誤診されやすい．いずれも軽度の意識の曇りを見抜くことが本質である．そしてリスク因子としての身体疾患，薬物・薬剤因子を同定する．

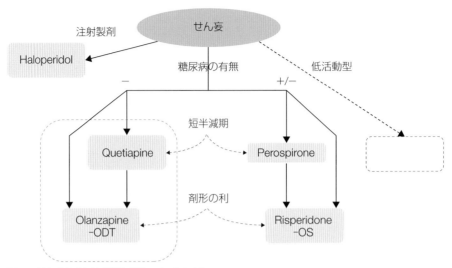

図1　せん妄に対する薬物療法アルゴリズム
（日本総合病院精神医学会 せん妄指針改訂班：せん妄の臨床指針 せん妄の治療指針第2版増補改訂版―日本総合病院精神医学会治療指針1．p100，図8，星和書店，2015より）

夜間せん妄であれば，次の夜のせん妄を非薬物的介入および薬物療法で予防する

　　夜間せん妄状態を呈したが日中，意識が清明化している場合，次の夜のせん妄対策として，炎症・低酸素症，リスク薬剤，脱水，疼痛などのリスク因子の除去や運動による刺激などの非薬物的介入を行う．同時に不眠対策として，せん妄予防効果のある睡眠薬を優先する．具体的には，メラトニン受容体作動薬ラメルテオンとオレキシン受容体拮抗薬スボレキサントである．ラメルテオンは，メラトニンの分泌が亢進するタイミングに合わせて就寝前より19時頃の定時投与が望ましい．スボレキサントはオレキシン受容体拮抗薬であるため，覚醒から睡眠にスイッチを切り替える機序であり，不眠時の頓用としても有用である．

過活動型のせん妄状態を薬物療法によって収束させる

　　エビデンスの少ない領域であるため，現時点では薬理学的特性を勘案した臨床経験からの推奨になり，具体的には抗精神病薬を用いる．睡眠覚醒サイクル障害を避けるため，高齢者には，半減期の短いクエチアピンやペロスピロンが初回投与に向いている（**図1**）[1]．リスペリドン液剤やオランザピン口腔内崩壊錠は服用させやすいが半減期が長い．アセナピンは舌下吸収のためハロペリドール注射剤の代替として活用できる場合もある．終末期やICUのせん妄に対して抗精神病薬がプラセボより劣るあるいは差がないといった報告があるが，実臨床の視点からも薬理学的にも不自然なデザインに基づいているため，日常臨床がそれに左右されない必要がある．なお，低活動型に対する有効な薬物療法のコンセンサスはない．

Take-home message

　興奮が本当にせん妄か，あるいは不安・抑うつ状態にせん妄が潜在していないかを評価し，リスク因子を同定する．

　夜間せん妄であれば，次の夜のせん妄を非薬物的介入および薬物療法で予防する．

　過活動型のせん妄状態は薬物療法によって収束させる．

文献　1）日本総合病院精神医学会 せん妄指針改訂班：せん妄の臨床指針 せん妄の治療指針第2版増補改訂版—日本総合病院精神医学会治療指針1．星和書店，2015

Further reading　・八田耕太郎：せん妄，手術後精神障害（ICU症候群）．福井次矢，高木誠，小室一成（編）：今日の治療指針2020年版．医学書院，2020

2 症候

けいれん発作および
非けいれん性発作

曽根大地，渡辺雅子

症例 ....

症例の概要

　症例①（けいれん発作）は限局性皮質異形成による薬剤抵抗性の前頭葉てんかんである．発作時ビデオ脳波モニタリングと画像検査から焦点病変を特定し，外科的切除によって発作が抑制された．

　症例②（非けいれん発作）は焦点性てんかんとして治療されるも奏効せずに紹介されてきた，若年欠神てんかんの例である．この例では，適切な薬剤選択によって発作が抑制された．提示にあたり本人に文書で同意を得て，個人が特定できないようプライバシーに十分配慮した．

学修のポイント

- けいれん発作および非けいれん発作を生じる疾患，特にてんかんの診療の実際を学ぶ．
- 症候学，臨床経過，神経生理・画像検査の意義と役割を知る．
- 鑑別診断，薬剤選択の基本，外科治療の適応・術前検査を理解する．

症例提示①

【症例】　30代，男性，左前頭葉てんかん

【初診時主訴】　睡眠中のてんかん発作

【既往歴・家族歴】　特記なし

【生活歴】　大学卒業後，エンジニアとして勤務

【現病歴】　9歳頃から，踊るように身体を数秒間揺らし，口角と上肢がけいれんして発声を伴う発作が出現．発作中は概ね意識は保たれ，発作後も速やかに応答が回復した．計8種類の抗てんかん薬を試したが，睡眠中を中心にほぼ毎日発作が持続し，X年5月に当院を紹介受診した．

【初診時所見，診断・鑑別診断とその根拠，治療方針】　明らかな精神症状や神経学的所見なし．頭皮上脳波では，背景脳波は正常で，発作間欠期には左前頭〜正中前頭部に鋭波が散発し，発作時には，睡眠中の運動亢進発作に先行して同部位に律動性速波が認められた（**図1A**）．頭部MRIでは左上前頭回にtransmantle signを伴う皮質のFLAIR高信号域を認めた（**図1B**）．発作症状，神経生理所見，神経画像所見の全てが合致して左上前頭回病変が焦点であることを示唆し，薬剤抵抗性てんかんであることも明らかなことから，外科的

切除の適応であると考えた.

【治療経過】 てんかんセンター内の臨床カンファレンスで,切除術の適応であることで合意した.同年8月に脳神経外科で皮質焦点切除術を施行され,病変の神経病理は限局性皮質異形成 Type ⅡB であった.以後抗てんかん薬を減量しつつ,発作は5年以上完全に抑制されている.

症例提示②

【症例】 20代,男性,若年欠神てんかん

【初診時主訴】 短い意識消失発作

【家族歴】 特記なし

【既往歴】 特記なし

【生活歴】 大学卒業後,会社員として勤務

【現病歴】 中学1年時,友人と野球をしていたら,いつの間にか数秒経過していて「早く投げろ」と言われ気がついた.特に気にせず放置していたが,就職後から「時々会話中にボーっとして目がうつろになっている」と指摘されるようになった.X−1年にA病院で脳波異常を指摘され「複雑部分発作(焦点意識減損発作)」と診断され,カルバマゼピンを処方されたが全く効かなかった.X年8月に当院紹介受診となった.

【初診時所見,診断・鑑別診断とその根拠,治療方針】 明らかな精神症状や神経学的所見なし.頭皮上脳波では,背景脳波は正常で,3.5〜4Hz 程度の全般性棘徐波複合が数秒間群発する所見がしばしばみられ(図1C),この所見に合わせて数唱が途切れた.症状と脳波は定型欠神発作に合致し,発症年齢などから若年欠神てんかんと診断した.カルバマゼピンは適切でないため,欠神発作に有効な抗てんかん薬に切り替える方針とした.

【治療経過】 バルプロ酸やレベチラセタムを主剤としたが無効であり,エトスクシミドとラモトリギンが有効であった.その後,ラモトリギン 200 mg/日とエトスクシミド 1,000 mg/日で意識消失発作は抑制され,会社や家庭での問題もなくなった.

解説

けいれん発作

脊髄性,末梢性あるいは脳幹ミオクローヌスなども含めれば,けいれん発作の鑑別は多岐にわたるが,精神科での治療対象疾患としては,てんかん,心因性非てんかん性発作,チック,睡眠時随伴症などが挙げられる.正確な診断から適切な治療につなげるため,症候学に加えて神経生理・画像検査などを統合して考える必要がある.

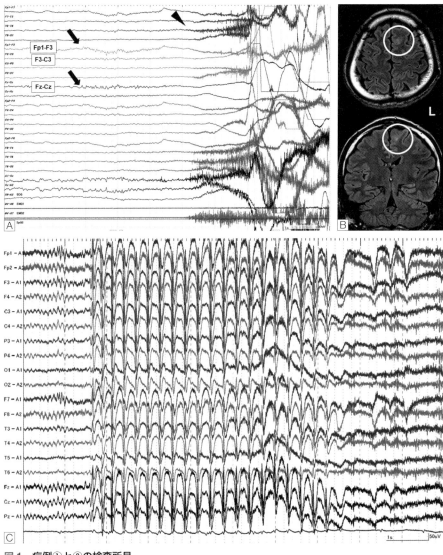

図1　症例①と②の検査所見

A：症例①の頭皮上脳波，双極誘導．運動亢進発作の開始（矢頭）に先行し，左前頭〜正中前頭部の律動性速波を認める（矢印）．

B：症例①の MRI の FLAIR 画像．左上前頭回に皮質の高信号と transmantle sign を認める（円）．

C：症例②の頭皮上脳波，単極耳朶誘導．3.5〜4 Hz 程度の全般性棘徐波複合が数秒間群発している．

▌非けいれん発作

　　非けいれん発作は，欠神発作以外にも，自律神経発作，認知発作，情動発作，感覚発作などが挙げられる．成人の外来では側頭葉てんかんをはじめとして焦点起始発作の割合が高いものの，症例②のように特発性全般てんかんの可能性も常に考えておく必要がある．薬剤選択が異なってくるため，両者の鑑別は重要である．

てんかんの治療

　発作およびてんかん類型に適した抗てんかん薬を選択し，適量を用いることが第一となる．薬剤抵抗性てんかんに対しては，外科治療などの検討のための包括的検査あるいは専門施設への紹介が必要となる．

　発作類型・てんかん類型については，日本てんかん学会の公式サイトで閲覧可能である．

Take-home message

　けいれん発作・非けいれん発作の原因とてんかん類型は多岐にわたり，正確な診断が第一である．診断および治療方針の決定のためには，症候学と神経生理・画像検査の知識と経験が必要である．

Further reading
・松浦雅人，原恵子：てんかん診療のクリニカルクエスチョン 200，改訂第 2 版．診断と治療社，2013
・日本神経学会(監修)：てんかん診療ガイドライン 2018．医学書院，2018
・ILAE てんかん発作型・分類 2017：日本語版(http://square.umin.ac.jp/jes/images/jes-image/tenkan bunrui2017.pdf)．最終アクセス：2020 年 2 月

2 症候

体重減少，るい痩

永田利彦

症例

症例の概要

　症例は顕著なるい痩を認める 50 代女性で，年齢から身体疾患が懸念されたが，除外診断は円滑に進んだ．摂食症＜摂食障害＞はすでに慢性に経過しており，再燃する中で重要な併存症が確認され，併存症の方を治療対象とすることで，全体としての状態を安定化させることができた．

学修のポイント

• 印象的な主訴(訴え)や特徴的な症状(るい痩)だけでなく，表情，行動の観察の重要さを知る．
• 基本的な血液検査，尿検査などによる身体疾患の除外診断を知る．
• 心理テストの結果だけに頼らず，表情，行動，特に診察場面での対人相互作用の観察から診断に至る過程を学ぶ．

症例提示

【症例】　50 代，女性
　　ICD-11：神経性やせ症，摂食制限型
　　ICD-10：神経性無食欲症(F50.0)
【初診時主訴】　食欲がない
【家族歴】　精神疾患の家族歴なし
【既往歴】　特記なし
【生活歴】　同胞二名の第二子で弟がいる．両親が幼少時に離婚し，いろいろな親戚に預けられ，その後，母子三人で暮らすことになった．小学校でなぜかいじめられることが多かった．中学，高校とバドミントン部で友人もできて楽しかったが，よく聞くと「好きでもない子に告白してしまったり」とちぐはぐな行動もあった．短大を卒業して，20 代前半で結婚，子どもはなく，夫婦二人．現在はパート事務員．
【病前性格】　明るい，まわりに自己中心的と言われるが，自分ではわからない．
【現病歴】　高校までは 70 kg 弱あったが，20 代から徐々に体重を減らし始め，結婚した頃には 60 kg．痩せるために甘いものを減らし 40 代には 40 kg を切り，この 1 年は 30 kg を切っている．最近，不眠も生じ，内科で処方された睡眠導入剤なしでは寝られなくなった．夏にハイキングをして体調が悪化

し，内科を受診．尿検査，血液検査，心電図で異常はなく，1週間後のX年に夫とともに紹介受診した．

【**初診時所見，診断・鑑別診断とその根拠，治療方針**】　独歩で来院．着衣で156 cm，29 kg．BMIが11.9と顕著なるい痩を示した．不安そうな表情で，早口で「内科から死ぬと言われたんです，心配です」「食欲がない」と述べたが，その後は多弁に，食べ物と体重に関する訴えに終始し，深刻味に欠け，自身の身体的状態への認識は乏しい．内科検査では低栄養による肝機能障害（AST，ALTが80前後），貧血のみで，身体疾患は否定的で，多少多弁で抑うつ気分を認めず，病的体験も認めないことから神経性やせ症，摂食制限型と診断した．しかし年齢的に非典型的であり，併存症を含め，診断は再検討が必要と考えた．特に，対人相互作用の質的な障害について，診察に加え，精神科看護師による傾聴や心理療法の中で，さらに観察を続けることで明らかにすることとした．

【**治療経過**】　顕著なるい痩を認め，このままでは行動制限療法などの入院治療が必要となることを説明し，まずは，これ以上，体重が低下しないように摂食量を増やすように説明した．当初は毎週通院として，体重を測定，看護師が傾聴し，「自分では増やそうと思っているけれど，増やせない」と，食べ物と体重に対するこだわりに加えて「家事もしないとけない，ちゃんとしないと」と，こだわりの強さのために，毎日，しなければならないことが多数ありすぎて，1日が24時間では足りない状態であった．また，電車での通院は人混みの音が気になって，苦痛だと訴えていた．それでも体重は30 kgを超え，一時安定した．初診後4か月となり，通院が不規則となるとともに，肥満恐怖が強くなり体重が再び30 kgを切り，精神的に不安定となり内科開業医を受診した．血液検査でAST，ALT，γ-GTPが300程度となっていることが判明，当院に夫とともに予約外受診，規則的通院とパート事務員の休職を指導した．その後は，定期的に通院，X＋1年には体重は40 kg弱まで回復したが，高血圧症（塩分の過剰摂取による），「しなければならない」が過剰であることが継続した．この頃に患者自身がカウンセリングを希望したので，2週間ごとの診察に加えて臨床心理士によるセッションを行うようになった．

　心理テストを提案，WAIS（Wechsler Adult Intelligence Scale）Ⅲを実施した結果，IQ＝93，言語性101，動作性84，言語理解100，知覚統合81，作動記憶88，処理速度89と，言語性と動作性の差が大きかった．幼少時期から雰囲気を読めず周囲から浮いており，対人相互作用の質的障害があった様子も聞き取れた．両親はすでに他界しており，幼少時の発達に関しては本人の記憶に頼るしかないため確定診断ではないが，自閉スペクトラム症と考えられることを医師，臨床心理士から告知，見通せないところから変化を恐れ，こだわりが徐々に悪化し，唯一の依りどころの痩せに執着し神経性やせ症の悪化，身体的危機まで至ったことが話し合われた．特に義母の介護が始まったことがストレスとなったとのことであった．

　その後も，本人がカウンセリングの継続を希望，40 kg前後（BMI 16.4）と寛解

まで至っていないが，定期的に通院しながらパート事務員に戻り，現在は比較的安定した生活を送っている．

るい痩と身体疾患の除外診断

やせ，るい痩は体脂肪や蛋白質量が著しく減少した状態を示す．日本肥満学会ではBMI〔Body Mass Index, 体重(kg) ÷ 身長(m)²〕が18.5未満としているが，65歳以上ではBMI 20未満で総死亡リスクが上昇することから低栄養傾向としている（健康日本21，第二次，厚生労働省2012年）．

るい痩を示す身体疾患として悪性腫瘍，摂食機能の障害(齲歯など口腔内疾患など)，消化器疾患(胃・十二指腸疾患，吸収不良症候群，肝疾患，膵疾患，腎疾患)，慢性感染症，内分泌疾患(甲状腺機能亢進症，副甲状腺機能亢進症，褐色細胞腫，副腎皮質機能低下症，下垂体機能低下症)が挙げられるが，通常の内科的診察と尿検査，血液検査などのスクリーニング検査によって除外しうる[1]．統合失調症，気分症＜気分障害＞(中でもメランコリアの特徴を伴う場合)などでも食思不振が認められるが，るい痩まで至るのは精神疾患の中では神経性やせ症が考えられる．

自閉スペクトラム症

摂食症は青年期発症が通例で，50代の症例はまれで，身体疾患や他の精神疾患が主診断である可能性を十分に検討することが必要である．この点は，実は青年期典型例でも同じである[2]．本例でも，こちらから積極的に聴取することで対人相互作用の質的障害が疑われ，看護師，臨床心理士との協働，診立てを続けることにより，短い診断のままではあるが自閉スペクトラム症[3]の疑いが強いことが明らかとなり，心理教育などによって安定化した．想像力，特に思考表象の推測の困難に伴う対人相互性や対人関係の障害があることを，繰り返し心理教育することで，改善につながる可能性がある．

Take-home message

患者の訴えを傾聴するのは当然だが，表情，行動などの観察によって背景にある本質的な精神病理が何であるかを常に考え，見直しつつ診療をすることによって，より良い転帰につなげられる．

文献　1）高見澤菜穂子，本三保子，橋詰直孝：やせ・るいそうの栄養および検査．臨床病理レビュー 159：71-79，2018
2）永田利彦：摂食障害とパーソナリティ障害—過食，嗜癖，そしてプロトタイプアプローチ．児童青年精神医学とその近接領域60：169-172，2019
3）永田利彦：不安症を併存する双極性障害の治療—自閉スペクトラム症，境界性パーソナリティ障害の視点から．不安症研究11：24-34，2019

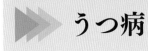 うつ病

井上　猛，林田泰斗

症例

症例の概要

　症例は過労を契機に再発した反復性うつ病である．休職し，自宅療養したうえで抗うつ薬治療を行い，外来治療により症状は改善し，再就職することができた．

学修のポイント

- うつ病の診断のポイントと治療の基本を学ぶ．
- 治療における，休息と薬物療法の意義について知る．
- 回復後の生活指導，社会復帰の方針について理解する．

症例提示

【症例】　37歳，男性，会社員

　ICD-11：反復性うつ病，現在中等症エピソード，精神症＜精神病＞症状を伴わない，社会不安症

　ICD-10：反復性うつ病性障害（F33），社会（社交）恐怖（症）（F40.1）

【初診時主訴】　意欲がわかない，ゆううつ，対人緊張

【家族歴】　精神疾患の家族歴なし

【既往歴】　特記なし

【生活歴】　同胞二名の第二子．中学生の頃から対人緊張があり，人前で話すことが苦手であった．高校卒業後，就職し会社員として勤めていた．31歳時にうつ病を発症し，一旦無職となったが，その後再就職していた．結婚し，妻と二人暮らし．妻も会社員．

【病前性格】　神経質，真面目，対人緊張が強い

【現病歴】　X−6年，残業が多く，過労が続いたことがきっかけでうつ病を発症し，精神科クリニックを受診し，休職のうえ薬物治療を受けて改善した．半年ほどで寛解となり，抗うつ薬治療は一旦中止し，再就職した．1年前に転職したのをきっかけにうつ病が再発した．残業時間が多く忙しい職場であった．X年4月当科初診した．

【初診時所見，診断・鑑別診断とその根拠，治療方針】　表情は乏しく，声も小さい．姿態・振舞は動きに乏しく，緩慢である．意欲低下，抑うつ気分，興味関心の低下，易疲労性，不安症状，食欲不振，不眠症状が強く認められた．軽度の自殺念慮が認められたが，切迫したものではなく，具体的な方法を考

えるほどではなかった．日内変動，いらいら，易怒性，微小妄想，幻覚など
の症状はなかった．抑制症状，不安症状が主体の抑うつ状態であった．身体
疾患の既往なく，明らかなもの忘れ，見当識障害もなく，薬物使用歴もな
かった．躁エピソード，軽躁エピソードの既往も認められなかった．初診時
診断は症状と経過から，反復性うつ病，現在中等症エピソード，精神病＜精
神病＞症状を伴わないとし，10代から社交不安症を発症している可能性が
疑われた．外来で自宅療養と抗うつ薬治療を開始することになった．

【治療経過】　初診時にうつ病について十分に説明し，理解を深めてもらった．
冊子体のうつ病の説明書を渡した．まず休息に専念すること，治療により必
ず症状は改善することを説明した．社交不安症が先行している可能性があっ
たため，社交不安症とうつ病の両疾患に保険適用のある選択的セロトニン再
取り込み阻害薬エスシタロプラム10 mg/日による治療を開始し，診断書を
書いて自宅療養を開始した．1週間に1回の頻度で通院してもらい，症状の
変化を把握するとともに，うつ病についての理解を深める心理教育を継続し
て行った．症状の改善が不十分であり，エスシタロプラム20 mg/日まで漸増
した．抑うつ気分，不安症状は改善したが，意欲低下，興味関心の低下，全
身倦怠感，易疲労性は改善しなかったため，治療開始2か月後にベンラファ
キシンに変更し，150 mg/日まで漸増した．意欲低下，興味関心の低下，全
身倦怠感，易疲労性が徐々に改善し，活発に動けるようになった．症状が改
善してからは，積極的に運動，気分転換をすることを勧めた．寛解後，忙し
い職場に戻ることはやめて転職することを決断した．抑うつ症状の寛解後
は，対人緊張症状も感じなくなった．仕事，余暇に疲れずに打ち込むことが
できて，完全寛解となったが，1年ほど通院してもらい，抗うつ薬を漸減中
止した．

解説

うつ病診断の基本

　過労や職場での人間関係のストレスが抑うつ症状に影響を与えている可能性があ
り，初診時には休日に症状が著しく改善しないかどうかを確認する必要がある．も
し，休日に著しく症状が改善するときには，ストレス性の適応反応症＜適応障害＞
である可能性も考慮すべきであり，その場合は薬物療法よりは環境調整や精神療法
が治療の主体となる．休日も症状が改善せず，本来は好きな趣味なども全く楽しめ
ず，喜びや興味を感じない場合，症状が持続的であれば，うつ病[*1]が強く疑われ
る．しかし，その場合も，ストレス因への配慮は欠かすべきではなく，器質疾患，

[*1]「うつ病」は多義的に使用されてきた病名である．ICD-11では，単一エピソードうつ病と反復性うつ病とを区別してい
　る．DSM-5では大うつ病に相当する．

薬物依存，統合失調症との鑑別も必要である．双極症＜双極性障害＞との鑑別はしばしば困難であり，詳しい病歴の聴取と縦断的な経過観察が必要となる．

双極症との鑑別診断の重要性

第一度親族(親，同胞，子ども)における双極症の家族歴，躁エピソード，軽躁エピソード，混合性エピソードの既往，循環気質について問診あるいは質問紙で確認する．若年発症は双極症の危険因子である．いらいら，浪費，多弁などの症状は躁成分の症状であり，混合性の特徴を有する抑うつエピソード(DSM-5)(抑うつ混合状態とも呼ばれる)であれば双極症の可能性を示唆している．双極症のうつ病エピソードあるいは抑うつ混合状態では抗うつ薬により症状悪化や躁転をきたしやすいので，抗うつ薬使用は避けた方がよい．抗うつ薬よりは炭酸リチウムなどの気分安定薬，一部の非定型抗精神病薬が推奨される．

治療・支援の基本

うつ病の初期にはうつ病という病気を本人，家族，職場の人に正しく理解してもらい，回復の希望をもってもらうこと，すなわち心理教育に力を注ぐ．繰り返し，回復することを伝え，明るい未来像を医師が描いて伝える．支持的精神療法が精神療法の基本だが，笠原 嘉の小精神療法[1]が参考になる．初期は心身の休息を勧め，症状改善とともに，徐々に軽運動，気分転換を勧める．寛解となり復職が近づいた時期には，できるだけ1日中活動することを勧めて，体力の回復を促す．活動はするが，ストレスはできるだけ避ける助言も必要である．復職後の生活で留意すべきこと，余暇の過ごし方についても話し合う．経過が長引く場合には，作業療法，デイケア(リワークを含む)などの導入も考慮する．

Take-home message

うつ病の診断は簡単ではない．さまざまな精神疾患との鑑別が必須である．抗うつ薬だけでなく，心理教育，小精神療法，認知行動療法，運動，作業療法，デイケア，職場の環境調整など総合的な治療を目指すべきである．このような総合的治療は再燃，再発防止にもつながる．

文献 1) 笠原嘉：治療　一般的事項．笠原嘉，松下正明，岸本英爾(編)：感情障害—基礎と臨床．pp346-347，朝倉書店，1997

Further reading ・日本うつ病学会治療ガイドライン Ⅱ．うつ病(DSM-5)/大うつ病性障害2016(https://www.secretariat.ne.jp/jsmd/iinkai/katsudou/data/20190724.pdf)．最終アクセス：2020年2月

3 疾患

統合失調症

池淵恵美

症例の概要

　急性期より回復して社会参加することができた症例から，回復のそれぞれの時期に沿った治療や支援のポイントを学ぶ．

学修のポイント

- 急性期の病識が乏しい時期の治療について知る．
- 社会機能が低下している時期の精神障害リハビリテーションを学ぶ．
- 社会参加の維持と再発防止，満足のゆく人生への支援を理解する．
- 家族支援を学ぶ．

症例提示

> ICD-11：統合失調症，初回エピソード，現在完全寛解
> ICD-10：統合失調症（F20）
>
> 　ゆりさんは小さい頃から自己主張が苦手だったが，努力家で学校の成績はよく，吹奏楽部でも活躍していた．高校まで順調だったが，いつも自分はこれではだめだという思いがあった．大学ではまわりに圧倒される感じがあり，楽しめなかった．
> 　就職した会社で広報・企画部門に配属され，毎日夜遅く帰るようになった．会社の業績不振でますます仕事が厳しくなり，期待に応えていないと強く感じるようになった．徐々に周囲から見られている感じが強まり，半年ほどすると自分の考えにコメントする声が聞こえて仕事に集中できなくなった．
> 　受診した精神科で統合失調症と診断されたが，問診だけですぐに薬が出されたことに不信感をもち，そのまま通院しなかった．別の医療機関で症状はいわず，睡眠導入剤だけ服薬していた．1年後に会議で急に泣きだすことがあり，活発な幻覚妄想状態であることから入院となった．
> 　入院して約3週間後，コメントする声が聞こえなくなっていることにゆりさんは気づき，抗精神病薬の効果を感じた．入院時の症状は改善し，2か月で退院となった．しかし家でごろごろして趣味の音楽を楽しめず，体重が増えておしゃれもしなくなった．体の重さがあり，頭の中で考えがわいてこないため，別人になってしまったと感じた．主治医からは順調に回復しているので，服薬を継続するようにいわれた．
> 　1年間同じ状態で，両親が心配して別の病院を受診させた．そこで出会った

主治医に「また元気に働けるようになりますよ」といわれたとき，ゆりさんは暗闇に手をさしのべてもらった感じがした．勧められたデイケアは，何年も通っている人もいたため気が進まなかったが，渋々通い始めた．投薬が減量されたことで動きやすくなり，デイケアに毎日参加した．先輩の体験談に心を打たれて，やっと自分も元に戻れる感じがしてきた．バレー大会の応援でチアガールを務めたことを楽しいと感じ，仲間もできた．

ゆりさんは3年ぶりに復職した．それまでと違う地味な事務部門だった．「前の精一杯頑張り通した自分ではなく，無理しないでやれる感じで，まわりの女性陣とも気楽に話せる．見られている感じもない」．順調に就業時間を延ばし，おしゃれをして通勤した．1年が過ぎて，仕事を任されるようになり，さらに元気になった．自分の意見を言うことが増え，的確に周囲を観察している様子が窺えた．婚活で知り合った男性とも交際するようになり，「前の自分だったら選ばない人だけれど，今の自分が好きだといってくれる．楽しい」と話す．仕事でしっかり実績を残すことと，自分らしく楽しみつつ生活したい気持ちとの間で葛藤はあるが，満足感や自信が出てきている．

解説 ···

急性期の治療

成長・自立の過程で，自我を脅かすような体験が誘因となって統合失調症は発症することが多い．本人も，漠然とした不安や，切迫して追い詰められる苦しさなどを感じている．生活の質の低下とともに陽性症状や陰性症状が出現してくる．発症リスクからの早期介入が推奨されているが，現状では特徴的な陽性症状が出現してからの治療開始が多い．初発では抗精神病薬の陽性症状への効果が期待できるが，飲み心地や副作用について丁寧に説明する．「一生薬を飲む必要がありますよ」との説明は，絶望感から拒薬につながることがある[1]．統合失調症との診断はしばしばネガティブなラベルと体験されるので，正確な情報提供とともに，困難を一緒に乗り越えていくことを伝える．

社会参加への希望とリハビリテーション

医師はしばしば症状がよくなっていくことが順調な回復と考えるが，本人や家族の実感を大切にする必要がある．陰性症状・認知機能障害・社会生活レベルの低下は，希望のなさに結びつく．しかし精神障害リハビリテーションへの導入は，再びネガティブな体験となることがあるので，社会参加に焦る気持ちや絶望感をくみつつ，丁寧に行う[2]．当初は居場所ができること・何らかの活動ができるようになってくることが目標であり，そのうちに仲間ができて楽しさが回復してくると，社会機能の改善がみられてくる．心理教育や服薬教室が役立つ．一気に社会参加を焦る

人もいるので，面接でよく話し合う．実際に社会参加が見えてくると，認知行動療法やSST（社会生活技能訓練），認知機能リハビリテーションなどのプログラムへの動機が高まる．就労（学）支援の技術とシステム，関連する社会資源との連携が求められる．

社会への再参加支援と再発防止

学校や会社への再参加でさらなる回復や成長が見られる．順調にみえる時期になって，病気が治っていることを試そうと服薬をやめたりすることが起こる場合がある．急性期を一緒に乗り越え，リハビリテーションも一緒に体験した治療者は当事者の長所ももろさも知っているので，回復に伴走していくことが望まれる[2]．人に支えられることがこころの回復には必要である．再発はその後の経過に悪影響があるので[3]，再発の早期徴候をあらかじめ確認してモニターしたり，危機介入のシステムが必要である．服薬も継続しやすい処方にする．

家族支援

急性期の混乱や慢性期の社会機能低下に対して，家族の不安は強い．家族からの批判や過干渉で，再発リスクが高まることはよく知られている．家族心理教育によって，統合失調症に伴う社会生活の変化に家族も付き合っていく思いが少しずつ生まれ，家族にとっても仲間ができて励まし合えるようになる．家族会も役立つ．

どのような人生を目指すのか

ゆりさんは結婚や出産を考えており，子育てと仕事の両立も希望している．当事者が男性であれば，仕事のステップアップを希望することも多い．こうした「当たり前の希望」と統合失調症の障害との折り合いをどうつけていくのか，治療者は本人の歩みを見守っていくことになる．結婚や子育て支援の技術が求められる[4]．

Take-home message

回復とともに本人の成長や，固くもろかった価値観の再編成が起こり，主観的な幸福感などが得られるようになる．パーソナルリカバリーである．

文献 1）池淵恵美：統合失調症の「病識」をどのように治療に生かすか．精神神経学雑誌 119：918-925，2017
2）池淵恵美：こころの回復を支える精神障害リハビリテーション．医学書院，2019
3）池淵恵美：統合失調症の社会適応の改善と再発予防への取り組み．精神科治療学 33：1043-1049，2018
4）池淵恵美：統合失調症の人の恋愛・結婚・子育て支援．精神神経学雑誌 117：910-917，2015

3 疾患

認知症(ケアと BPSD への対応)

渕野勝弘

症例 ···

症例の概要

　行動・心理症状(behavioral and psychological symptoms of dementia：BPSD)を呈した認知症である．環境調整，薬物療法，介護保険制度によるサービスなどを利用することにより，住み慣れた地域で生活を続けている．

学修のポイント

- 治療可能な身体疾患，他の精神疾患などとの鑑別診断を行う．
- 心理検査，血液検査，画像検査，神経学的検査などの意義について知る．
- 非薬物療法，薬物療法の意義を知り，介護保険制度の概要について理解する．

症例提示

> 【症例】　80 代，男性
>
> 　　ICD-11：晩発性アルツハイマー病による認知症
>
> 　　ICD-10：アルツハイマー病の認知症，晩発性(F00.1)
>
> 【初診時主訴】　もの忘れがひどい，何度も同じことを言う，すぐに怒る(長男)
>
> 【家族歴】　父母ともに認知症
>
> 【既往歴】　尿管結石
>
> 【生活歴】　同胞七人中第三子．尋常高等小学校卒業後，農業に従事し現在に至る．29 歳で結婚，三人の子どもあり．それぞれ結婚し，家庭をもち独立している．夫婦二人の生活である．アルコールは飲まず，タバコも吸わない．
>
> 【病前性格】　几帳面で物事を気にする
>
> 【現病歴】　X-3 年頃より「物がなくなった」と言うようになり探し回る．畑仕事などは普通にできていた．X-1 年頃より「車の鍵を盗られた」などと言うことが増し，焦燥感を伴う．もの忘れは徐々に進行し，畑仕事の能率も低下した．X 年 3 月頃よりもの忘れが顕著となり，何度も同じことを言う．長男が心配して，同年 5 月，当科を受診した．
>
> 【初診時所見，診断・鑑別診断とその根拠】　礼節は保たれ椅子に座る．「どこも悪くない」「身体は元気」と言う．年齢に比し，若く見える．難聴はなく問いかけに返答する．頑固であり，畑仕事の作業能力の低下などを取り繕う．しきりに「大丈夫」と言い，車の鍵についても「誰かが盗る」などの物盗られ妄想を認めた．検査所見(初診時)は HDS-R 21 点，MMSE 22 点であり，記銘力・

見当識の障害を認めた．頭部 CT 所見では側脳室・第 3 脳室の拡大，脳溝の開大，側頭葉から頭頂葉の脳萎縮を認めたが脳梗塞所見はなかった．高血圧や糖尿病などの合併症はなく心電図も正常範囲内である．その他，血液検査などでも異常は認められなかった．神経学的には特記すべき所見はなく，身体所見も異常はなかった．以上より晩発性アルツハイマー病による認知症と診断した．

【治療方針と治療経過】　本人，長男に病名を告げ，今後起こる可能性のある BPSD について説明した．薬物療法，非薬物療法，介護保険についても説明，外来通院とした．同意を得て，ガランタミン 8 mg/日開始．4 週後に 16 mg/日に増量．X 年 12 月，不眠，徘徊，焦燥感強くガランタミン 24 mg/日へ増量，ゾピクロン 7.5 mg/日を処方する．X＋1 年 2 月には妻に対し性的行為を要求，妻が拒否したため興奮，暴力行為を認めた．妻は家を出て娘のところへ避難する．適応外使用の同意を得て，クエチアピン 25 mg/日を使用する．長男が本人と同居，身のまわりの世話をしている．要介護 2 で通所リハビリテーションを開始．X＋1 年 6 月，HDS-R 18 点，MMSE 19 点．認知機能の低下は認めるが感情は安定，穏やかである．X＋1 年 10 月よりガランタミン 24 mg/日のみで経過している．家族の病気への理解と協力，環境調整・薬物療法により，症状は安定している．徐々に認知機能の低下は進行しているが不穏・興奮は軽減している．今後は医療と介護の連携の継続に加え，妻との関係改善が課題である．

解説

診察の手順

　本人一人で来院する場合もあるが，多くは家族などと一緒に受診する．あらかじめ本人情報を聴取しておくことは重要である．本人診察では，受診の目的あるいは日常生活で困っていることなどを丁寧に聞き，初診時所見を記載し，診断・鑑別診断を行う．心理検査，血液検査，神経学的の検査を実施し，可能であれば初診時に頭部 CT などの画像検査を行う．本人の生活状況，身体合併症による内服が規則的に行われているか，さらに，家族から十分な支援が受けられるかによって治療方針を考えていく．

薬物療法と非薬物療法

　アルツハイマー病の治療薬として，ドネペジル，ガランタミン，リバスチグミン，メマンチンの 4 剤が使用可能であり，軽症，中等症，重症に応じて使用できる薬剤とその量が決まっている．現在の治療薬では疾患を根治することはできない．薬物療法と併用して非薬物療法を行うことは有効である．回想法，音楽療法，運動療法

などがあり，医療機関によっては「重度認知症患者デイケア」を実施しているところがある．

BPSD への対応

　介護者への抵抗，徘徊，妄想，暴言，不穏行為，昼夜逆転，幻視，暴行などのBPSD を伴うことが多い．家族などの介護者からの情報により BPSD を正しく評価する．BPSD の頻度と重症度を評価するものとして Neuropsychiatric Inventory（NPI）がある．適切な治療法や介護手段を選択するうえで有効である．BPSD の対応で最優先されるのは非薬物的介入を工夫することである．また，BPSD に対し抗精神病薬を使用するときは，家族などとの間で適応外使用であることの同意を得て使用する．薬物は低用量で開始し，症状を診ながら漸増する．使用することにより，副作用や QOL の低下を認めれば減量，中止を考える．本症例では糖尿病の既往がなかったためクエチアピンを使用，眠剤として非ベンゾジアゼピン系のゾピクロンを使用した．QOL の低下などはなく症状の改善を認めた．

　妻が家を出たため，長男が同居して家事一般を支えている．近くに医療保険による認知症デイケアを行っている機関がないため，介護保険による通所リハビリテーションのサービスを週 6 日受けている．本人も楽しく通っていて体調もよいと述べる．しかし，妻の夫への拒絶は強く，理解を求めるのは厳しい状況にある．

認知症疾患医療センター

　全国に約 500 か所のセンターが認可され，診断，治療，救急対応，地域連携を行っている．センターの半数は精神病床を有し，中でも BPSD が特に著しい重度の認知症患者を対象にした「認知症治療病棟」を運営している医療機関があり，短期集中的な入院医療を行っている．

介護保険認定申請の流れ

　本人などから介護申請を受けると，認定調査員が自宅や施設などに出向き聞き取り調査を行う．主治医意見書は市町村から提出を求められる．一次判定，二次判定を受け，市町村が要介護認定をする．次にケアプランを作成，事業者と契約し，サービス利用が開始される．精神科医としては，主治医意見書の認知機能の評価を正しく行うことが重要である．

Take-home message
　認知症を専門に診る医師は多くいるかもしれないが，長い年月にわたり認知症の人とその家族に対し話を聞き，今後への希望を与えながら寄り添い，気持ちを支えることができるのは精神科医である．

3 疾患

パニック症<パニック障害>

清水栄司, 関 陽一

症例 ....

症例の概要

　症例は総合病院精神科から紹介された選択的セロトニン再取り込み阻害薬(SSRI)治療後のパニック症<パニック障害>である. 症状が残存するために, 個人認知行動療法(毎週1回50分で全16回)が提供され, 日常生活機能の改善につなげることができた.

学修のポイント

- パニック発作, パニック症, 広場恐怖症の診療の実際を学ぶ.
- 外来での構造化面接, 質問紙評価尺度, 薬物療法について知る.
- パニック症の心理教育および認知行動療法について知る.

症例提示 症例報告にあたっては同意を取得し, プライバシー保護に配慮した.

【症例】　40代, 男性

　ICD-11：パニック症, 広場恐怖症

　ICD-10：パニック障害(F41.0), 広場恐怖(F40.0)

【初診時主訴】　息苦しく, 冷汗, 血の気が引く感じが時々起こるため, 不安が続く

【家族歴・既往歴】　ともに特記なし

【生活歴】　会社員. 妻と子どもの三人暮らし

【現病歴】　X-15年, 仕事中に急に息苦しくなったり, 胸がドキドキすることが続き,「心臓の病気かもしれない」と思ったが, 受診には至らなかった. X-2年, 仕事も多忙であったときに, 運転中に突然の息苦しさ, 冷汗, 血の気が引く感じが起こり,「呼吸がおかしい, このままでは死んでしまう」と思い, 総合病院の内科を受診したところ, 血液検査などで異常がなかった. 不安が持続し, 同院の精神科を紹介され, パニック症の診断にて, SSRIのパロキセチン1日1回, 抗不安薬アルプラゾラムを頓服として処方された. 大きな発作は治まっているものの, 日常生活で些細なことで不安になったり, どうしても抜けられない会議がある日の前夜は会議中の発作が心配で眠れなくなるなどの生活面での支障が持続したため, 担当医から, 認知行動療法を勧められ, X年に当院を初診した.

【初診時所見, 診断, 鑑別診断とその根拠, 治療方針】　礼容は整っており, 疎通性も問題ない. 患者は「会社で仕事中にまた息苦しさや動悸が出るのでは

ないかと思うと本当に息苦しくなってきて，どうしていいかわからず怖くなる」と症状のつらさを訴えた．問診に加え，MINI(精神疾患簡易構造化面接法)を用いた診断でも，「パニック症，広場恐怖症」であり，それ以外のうつ病などの合併精神疾患を認めなかった．パニック障害重症度尺度(Panic Disorder Severity Scale：PDSS)による評価(0〜21点：8点以上が症状あり)では，13点と高い症状を有していた．うつ尺度 PHQ-9(Patient Health Questionnaire-9)(0〜27点：10点以上が中等度症状あり)では7点とごく軽症のうつ，全般不安尺度 GAD-7(Generalized Anxiety Disorder-7)(0〜21点：10点以上が中等度症状あり)では12点と中等度の全般不安症状を認めた．薬物療法後も症状が残っていることと本人の希望から個人認知行動療法を提供する治療方針とした．

【治療経過】　認知行動療法の説明と同意の後，毎週1回50分で全16回実施した．第1回(アセスメント)では，信頼関係を構築しながら，課題と目標の設定を行った．第2回(心理教育)では，パニック症の症状について話し合い，第3回(認知行動モデルの作成)では，パニック症を維持する悪循環を明らかにした．患者は「胸がドキドキしたり，息苦しくなったりしたらどうしよう」と考えることで，余計に不安が高まり，さらに胸のドキドキ，息苦しさなどの身体感覚が強くなるという悪循環を理解した．また，発作を起こしたくない状況ほど，余計に身体感覚が気になり，発作が起こりやすくなっているという気づきも得た．第4回(安全行動の検討)では，会社で不安になると，すぐに頓服薬を服用したり，同僚の近くにいようとする安全行動は，破局的な事態を防ぐために意味があると思って行っていたが，実際は不安を持続させていることを理解してもらい，不安を誘発する身体感覚をイメージしても安全行動をとらないパターンを体験してもらった．「安全行動をやめた方がいいとはわかったが，まだ実際の場面では不安」とのことだったので，徐々にできるところから練習をしていくこととした．第5回(破局的な身体感覚イメージの修正)では，「息が苦しくて呼吸困難で死んでしまう」という破局的なイメージを現実的で肯定的なイメージに修正した．第6回(注意トレーニング)では，息切れなどの些細な身体感覚の変化に過敏に注意が向かっていたので，注意を身体感覚と外部の対象に交互にシフトさせる(注意シフト)練習を行い，注意を柔軟にしてもらった．患者は外部注目をすることで不安が小さくなることを実感し，練習を積み重ねた．第7〜10回(行動実験)では，認知行動モデルで同定した否定的な信念(予想)を実際に行動することで検証した．前半2回は身体感覚刺激への曝露実験(胸のドキドキ，過呼吸)を行った．強く不安を感じる身体感覚である過呼吸を患者自身が意図的に1分間行い，手のしびれ，頭がぼうっとする感じなどの身体感覚を体感した．さらに，過呼吸後，息こらえを長くしても大丈夫という経験ができた．この回で過呼吸に対する不安が大きく軽減された．後半の2回は発作が起こりやすい会社の会議の場面での行動実験を段階的に行った．その後のセッションを重ね，最終回で再発予防の取り組みを行った．認知行動療法後，頓服薬は飲まなくても済むようになり，子どもとジェットコースターに乗って胸をドキドキさせる体験をできたなど，日常

> 機能障害の改善が認められた．PDSS は，初診時 13 点から 16 週の治療後 8 点
> に，PHQ-9 も 7 点から 3 点に，GAD-7 も 12 点から 5 点にそれぞれ改善した．

解説 ··

内科，救急科との連携

　パニック症は，一般人口では 1.8％の有病率であるが，プライマリ・ケアでは
5.6〜9.2％，循環器内科の心疾患・冠動脈疾患外来では 10〜53％とされており，内
科や救急科の鑑別診断において常に念頭におく必要がある．

薬物療法の位置付け

　英国の国立医療技術評価機構（NICE）のパニック症の臨床ガイドラインでは，心理
学的療法（認知行動療法），薬物療法（選択的セロトニン再取り込み阻害薬：SSRI あるいは三環
系抗うつ薬），セルフヘルプ（認知行動療法の本を読むなど）のどれかを患者の好みにより
選択することが推奨されている．ベンゾジアゼピン系抗不安薬は，長期予後がよく
ないため，推奨されない．日本でパニック症の保険適用を有する薬剤は SSRI のパ
ロキセチンとセルトラリンである．

認知行動療法のマニュアル

　認知行動療法の治療者用マニュアルは，厚生労働省の「心の健康」の Web ページ
あるいは日本不安症学会の Web ページからダウンロードできる．

簡便な心理教育

　患者に初期に行う心理教育としては，動物が危険（脅威）を察知したときに起こる
不安感情が起こす動悸，息切れなどの身体感覚は生理学的な「闘うか逃げるか反応」
であるという説明を行うとよい．パニック発作は恐怖を感じるものが目の前に何も
ないのに，恐怖に対する身体感覚のみが突然活性化される，いわば「火災報知機の誤
作動（誤った警報モデル）」も心理教育として使いやすい．

Take-home message

　パニック症の診療にあたっては，「身体感覚を破局的に解釈」してしまっている問
題を解決するために，認知行動モデルに基づいた心理教育を最低限，実践してほしい．

Further reading　・関陽一，清水栄司：パニック障害（パニック症）の認知行動療法マニュアル 2016．不安症研究 7：94-154，2016

物質使用症

松本俊彦

症例

症例の概要

　症例は，夫との困難な関係性に対する行動化として覚せい剤使用を開始し，併存するうつ病に対する自己治療的な意図から覚せい剤使用を続けた物質使用症である．治療経過中には性的行動化や薬物再使用などのトラブルが頻発したが，他機関と連携した家族支援の継続，ならびに非医療的社会資源を有効活用して治療関係の継続に努めたことで，現在まで3年近い期間の断薬と安定した生活を維持できている．

学修のポイント

- 医療機関における違法薬物依存症患者への対応の原則を学ぶ．
- 依存症家族支援の重要性を知る．
- 非医療的社会資源との連携・活用を学ぶ．

症例提示

> 【症例】　初診時42歳，女性
>
> 　ICD-11：アンフェタミン類，メタンフェタミン，または，メトカチノンを含む精神刺激薬使用症，反復性うつ病
>
> 　ICD-10：アンフェタミンによる依存症候群(F15.2)，反復性うつ病性障害(F33)
>
> 【初診時主訴】　覚せい剤をやめたい
>
> 【家族歴】　特記なし
>
> 【生活歴】　同胞一名の第一子長女．両親は本人生後まもなく離婚し，母親に養育された．専門学校卒業後に販売業務に従事した後，22歳時に高校時代より交際していた男性と結婚．以後，専業主婦として三人の子ども全員が成人するまで育てた．
>
> 【病前性格】　非社交的，内向的．人前で本音が言えず，過剰適応しやすい．
>
> 【現病歴】　36歳頃より抑うつ気分，意欲低下を自覚し，精神科クリニックに受診し，うつ病との診断で通院と抗うつ薬服用を開始したが，十分な改善は得られずに軽うつ状態が遷延した．39歳時，仕事と遊びで家庭を顧みない夫に対する腹いせの気持ちから「出会い系サイト」を利用し，そこで知り合った男性から覚せい剤を教えられた．覚せい剤を使用すると，それまで苦痛だった家事の意欲が高まることから，次第に使用頻度が高まった．そして，41歳頃

には，覚せい剤購入資金欲しさから万引きや売春をする状況に陥った．危機感を覚えた本人は，自分なりに何度も断薬を試みたものの，成功しなかった．X年12月に当院初診．

【初診時所見，診断・鑑別診断とその根拠，治療方針】　初診時，幻覚や妄想などの精神病症状はなかったが，意欲低下と抑うつ気分が顕著であった．この症状は，覚せい剤開始前から存在することから，覚せい剤の影響とは独立してうつ病が存在すると考えられた．また，何度も断薬を決意しながらも，家事ができない状態に耐えかねて覚せい剤に対する渇望が高まってしまう，という薬物使用のコントロール喪失が認められた．初診時の簡易検査キットによる判定では，尿中のアンフェタミン反応が陽性であった．当初，患者が入院治療や民間回復施設入所に抵抗したことから，まずは依存症専門医療機関に週1回の通院をし，外来依存症集団プログラム（いわゆる依存症集団療法「SMARPP」）への参加を指示した．

【治療経過】　初診時に通院を指示するも，覚せい剤離脱時の意欲低下と抑うつ気分が顕著であり，覚せい剤を使用しないと通院が困難な状態が続いたことから，X+1年1月に解毒とうつ病の治療目的で依存症専門医療機関入院となった．X+1年2月に退院後，週1日通院して「SMARPP」に参加するとともに，週4日，地域の民間回復施設への通所をすることとなった．そうしたプログラムを通じて自身の生活状況を洞察した結果，専横な夫の存在が苦痛であり，その関係性が覚せい剤渇望を刺激することを自覚した．治療に集中するためにX+2年に夫と離婚し，生活保護受給下で単身生活を開始した．しかしその後，通所する民間回復施設で男性利用者との性的行動化が頻発し，また，前後して就労を試みるも，仕事で得た給料で覚せい剤を購入して再使用を繰り返した．

そこで本人と話し合い，X+4年1月より遠方の民間回復施設に入所することとなったものの，半年後には施設を脱走し，実家に逃げ込もうとした．しかし，かねてより実母を地域の精神保健福祉センターが主催する依存症家族教室，さらにはそこから薬物依存症者家族の自助グループ（ナラノン）につなげ，家族としての適切な対応について情報を提供してきたこともあり，実母は本人を受け入れなかった．そのため，X+4年8月より本人は簡易宿泊施設に入所し，そこから依存症専門医療機関への通院を再開し，依存症集団療法参加に加え，地域の民間回復施設通所と自助グループ参加によって断薬を維持することとなった．X+5年末には1年間の断薬を達成し，アパート単身生活へと移行した．その後，X+6年とX+7年に抑うつ状態の治療目的で短期間の入院をしたものの，現在まで3年間近い断薬を維持している．なお，抗うつ薬服用は現在も継続し，最近は，中学・高校での薬物乱用防止講演に登壇したり，自助グループの事務局担当者として意欲的に活動したりしている．

精神科医療機関での治療と対応の原則

　物質使用症の治療では，治療の場を「正直になれる安心，安全な環境」とする必要がある．それには，患者の違法薬物使用を知った際には，患者が治療を求めている限り守秘義務を優先した対応が不可欠である．また，治療を進める際には，医療者が治療を一方的に押しつけるのではなく，患者のニーズと動機付けの程度を勘案し，問題意識の深まりに合わせて段階的に治療の頻度や強度を高めていく必要がある．その際，再使用や治療上のトラブルは，治療を深化させる契機として扱う．なお，併存精神疾患の症状は，しばしば薬物使用の動機と密接に関連しており，併存精神疾患に対する精神医学的評価と治療は欠かせない．

依存症者家族支援の方法

　物質依存症患者は家族を巻き込み，家族内に不健康なコミュニケーションを引き起こす．例えば，家族が，罪悪感から，あるいは世間体を気にするあまり，「転ばぬ先の杖」を出すことで，本人の物質使用を維持する事態(イネーブリングや共依存と呼ばれる状態)に陥ってしまう．そのため，患者の治療を成功させるためには，併行して家族の支援を行っていく必要がある．活用できる社会資源としては，地域の精神保健福祉センターがある．同センターでは，依存症者家族の相談対応や依存症家族教室が行われており，また，地域の依存症者家族の自助グループに関する情報も集約されている．

非医療的社会資源の活用

　物質使用症からの回復は医療機関での治療だけでは完結しない．とりわけ長期に及ぶ断酒・断薬を維持するには，同じ問題に悩む当事者の自助グループへの参加が有効である．自助グループとしては，アルコール使用症にはAA(アルコホリクス・アノニマス)や断酒会が，薬物使用症にはNA(ナルコティクス・アノニマス)があり，国内各地で活動している．さらに，これらの自助グループの理念に則った，当事者が中心となって運営する民間回復施設としては，アルコール使用症ではマック，薬物使用症ではダルクが国内各地に存在し，活発な回復支援を展開している．物質使用症の治療では，こうした非医療的社会資源と連携し，有効活用することが重要である．

Take-home message
　物質使用症の治療上のポイントは以下の3点である．
①物質使用をやめさせることよりも，治療を継続させることが大事．
②本人をより多くの社会資源につなげることが大事．
③家族を依存症家族相談や家族のための自助グループにつなげることが大事．

Further reading　・松本俊彦：薬物依存症．筑摩書房，2018

3 疾患

嗜癖行動症(ギャンブル行動症, ゲーム行動症)

松﨑尊信, 樋口 進

症例 ....

症例の概要

　症例は, クリニックから紹介されたギャンブル行動症である. 精神科病院での入院治療によって症状は改善され, 外来通院へつなげることができた. 将来的には回復のための就労を促し, 社会復帰へつなげていきたい.

学修のポイント

- 精神科臨床における嗜癖行動症(disorders due to addictive behaviours)の診療の実際を学ぶ.
- 嗜癖行動症における認知行動療法の意義について知る.
- 回復支援のための自助グループの役割を理解する.

症例提示

【症例】　30代, 男性
　　ICD-11：ギャンブル行動症, 主にオフライン
　　ICD-10：病的賭博(F63.0)
【初診時主訴】パチンコがやめられない
【家族歴】　父がギャンブル好き
【既往歴】　高血圧症
【生活歴】　同胞二名の第二子. 幼少時に父にパチンコ屋や競馬場によく連れて行かれた. 運動神経がよく, 高校時代にアメリカンフットボールで全国大会に出場した. 18歳のとき, スポーツ推薦で大学に進学して単身生活を開始した.
【病前性格】　おとなしい, 真面目
【現病歴】　大学でもアメリカンフットボール部に入部して全国大会を目指していたが, 練習中の怪我で競技を続けることができなくなり, 退部した. その頃から何事にもやる気が起きず, 大学では授業もさぼりがちとなった. 暇を持て余していたところ, 友人から誘われてパチンコに行き, 大当たりして今までに経験のない高揚感を覚えた. その後, 毎日パチンコに通うようになり, 朝から夕方まで興じるようになって大学にほとんど出席しなくなった. 負けた日は1日イライラして, 次の日には負けを取り戻そうとより多額の金をつぎこむようになった. 最初はアルバイト代を遊興費に充てていたが, 次第に足りなくなり, 金をどう工面しようかと考えて, 奨学金やカードローン, 学生ローンなどあらゆる手段を使って金を借りるようになった. 大学3年に進

級できず留年し，奨学金も停止され，21歳で大学を中退した．その後，サービス業や日雇いの仕事に従事した．大学を卒業できなかった負い目があり，二度とパチンコをしないと決めたものの，ソワソワして落ち着かない感じがあった．やめてから1か月後，たまたま通りかかったパチンコ屋をみてふらふら入ってしまい，程なくパチンコを再開した．嫌なこともパチンコに行くと忘れられた．28歳のとき，消費者金融で借りた100万円が返せず，親に泣き付いて支払ってもらった．30歳のとき，友人の紹介で知り合った女性と結婚したが，パチンコのことは打ち明けることができなかった．妻には仕事に行くと言い，隠れて仕事帰りや週末にパチンコに通った．普段吸わないタバコ臭がすることから，結婚して半年後，内緒でパチンコに行っていること，借金が200万円まで膨れていることが妻にばれた．妻に促されX年1月クリニックを受診したが，雰囲気が合わず，2回で通院を中断した．同年5月当時勤めていた会社のお金に手を出し，懲戒解雇された．妻からも厳しく叱責され，家にいることがつらくなり，家出して行方不明になった．マンガ喫茶などで過ごし，手持ちのお金が尽きて，1週間後自宅に戻り，X年7月家族とクリニックを再受診した．同クリニックで入院治療を勧められ，X年8月当院初診した．

【初診時所見，診断・鑑別診断とその根拠，治療方針】　ギャンブルがコントロールできない，他の生活上の関心事や日常の活動よりギャンブルを選ぶほど，ギャンブルを優先している，問題が起きてもギャンブルを続ける，といった症状を認める．経過から気分変動を認めず，双極症＜双極性障害＞は否定的であった．初診時診断は，症状と経過からギャンブル行動症とし，同日入院することとした．

【治療経過】　入院当初は不眠がちで，血圧も高めであった．入院して規則正しい生活を送ることで，睡眠もとれ，血圧も安定した．認知行動療法を中心とした治療・回復プログラムに参加し，自らのギャンブル行動を振り返り，ギャンブルに向かわせるような引き金について自ら考えるようになった．他の患者との交流を通して，自分のギャンブル問題を客観的に振り返ることができるようになった．2か月間の入院治療を行い，X年10月自宅退院となった．退院後，月1回の外来通院を継続し，自助グループのギャンブラーズアノニマス(GA)への参加を続けている．退院後に1回だけパチンコに行くことがあったが，それ以上に続けることはなかった．

解説 ···

初診診察の手順

　初診診察では，家族歴，既往歴，生活歴，病前性格，現病歴などの情報を聴取し，初診時所見を記載し，診断・鑑別診断を検討し，治療方針を立てる．また，血液検

査，X線，心電図，頭部 MRI などの身体検査を施行し，器質性疾患を除外する．心理検査を施行し，心理傾向を把握する．ギャンブル行動症は，外来治療を基本とするが，ギャンブルのコントロール障害が重度である，家族との折り合いが悪い，生活上の居場所がない，希死念慮が強く自殺のリスクが高い，などの場合は，入院治療の適応となる．その場合，一般的に本人の動機付けが治療に必要であるため，本人の同意に基づく任意入院が適当である．

治療・回復支援の流れ

嗜癖行動症に対して承認されている薬物はまだないが，物質依存に対して承認された薬物の中には，嗜癖行動症の治療にも有望なものがある．μオピオイド受容体拮抗薬であるナルトレキソンは，アルコール依存症やオピオイド依存の治療に用いられているが，臨床試験において，ギャンブル行動症や窃盗症の治療において有効性が示唆されている[1]．不安，抑うつ，不眠などの症状に対して，対症的に薬物治療を行うことがある．嗜癖行動症では，これまでの生活スタイルを振り返り，ギャンブルなどの行動パターンを明らかにし，繰り返してしまう状況をどう回避できるかを考え，適切に対処する方法を検討する認知行動療法が行われる．

医療者の先入観を変える

一般的に，医療者は，依存に対する偏見，抵抗や陰性感情を抱きがちであるが，まず，そのような先入観を変えることが重要である[2]．依存症者は，自己評価が低い，自分に自信がもてない，見捨てられ不安が強い，などの特徴があるが，このような背景を十分に理解し，尊厳ある一人の人間として向き合うことが求められる．依存症者の「回復したい」という思いをくみ取り，安心感を提供し，対人関係を改善させることが，依存症からの回復につながる．依存症者は，「自分は病気ではない」と否認することが多いため，積極的に治療への動機付けを行い，適切な対処法を身につけてもらう．そして，患者が治療途中で脱落しないように配慮する．そのためには，同じ依存の問題を抱えつつも，回復という目標を共有できる仲間を作ることができる自助グループへの参加も有効である．

Take-home message

嗜癖行動症については，病気であるという認識が社会に乏しく，回復支援につながりにくい現状がある．医療者がこの疾患について正しく理解し，依存症者が適切な支援につながるように援助してほしい．

文献　1）Grant JE, Kim SW, Hartman BK：A double-blind, placebo-controlled study of the opiate antagonist naltrexone in the treatment of pathological gambling urges. J Clin Psychiatry 69：783-789, 2008
2）成瀬暢也：複雑化するアルコール関連問題と多様化する支援の現状．公衆衛生 81：718-723, 2017

摂食症＜摂食障害＞

西園マーハ文

症例の概要

　症例は，本格的にスポーツに取り組む中で発症した摂食症＜摂食障害＞である．挫折体験を契機に神経性やせ症＜神経性無食欲症＞として発症したが，体重回復後，神経性過食症が見られた．摂食症では，病気を否認する心理が強いため，関係者が連携して治療を継続することが重要である．

学修のポイント

- 神経性やせ症の身体症状と心理的特徴を学ぶ．
- 神経性過食症の症状について学ぶ．
- 学校と医療の連携や，他科との連携，多職種連携について学ぶ．

症例提示

【症例】　10 代，女性

　　ICD-11：神経性やせ症

　　ICD-10：神経性無食欲症（F50.0）

【初診時主訴】　たまにめまいがする（本人）．体重が激減して心配．食事量を正直に言わなくて困っている（母親）

【家族歴】　精神疾患はなし

【既往歴】　幼少時，アトピー性皮膚炎

【生活歴】　同胞二名の第一子

【病前性格】　努力家．完全主義で，少しの失敗を大きく捉えがち

【現病歴】　中学生の頃から，親の勧めで，バレーボールを本格的に練習していた．中学時代は活躍し，スポーツ推薦で高校に入学した．入学してみると，他の選手の技術が高く，強い劣等感を感じた．2 学期になって，怪我のために練習に出られない日が続き，焦りを感じた．その間に体重が増加したため，復帰後は，早朝ランニングなど，人より長時間運動するようになった．身体によい物だけを食べたいと言い，徐々に家族とは食事しなくなった．2 年生の定期健診で，体重が前年より 8 kg 減少しており，養護教諭が面談した．本人はどこも悪くないと主張していたが本人の成長曲線から判断して，体重が下がりすぎていること，無月経が見られるのはかなりの低栄養が疑われることなどを説明すると，時々めまいがするのは気になっていたと話した．養護教諭が家族に連絡すると，家族は，本人が家ではほとんど何も食べず，その一方で，妹にはお菓子を買ってきて無理やり食べさせるという行動があり

困っていることがわかった. 家族は精神科受診を希望したが, 本人が納得せず, まずかかりつけの内科開業医を受診することになった.

【初診時所見, 診断・鑑別診断とその根拠. 治療方針】 初診時, BMI は 14 で, 貧血, 徐脈, 心電図上 QT 延長, 低体温, 高コレステロール血症, 甲状腺ホルモン低値などを認めた. 身体面の諸検査や, 管理栄養士, 臨床心理士の指導も必要なため, 総合病院精神科での治療を勧められた. 総合病院で実施した頭部 MRI などでは異常はなく, 神経性やせ症の診断が確定した. しばらく運動は休み, 栄養指導や心理職による家族面接なども受けながら外来治療を行うこと, 体重がさらに低下した場合は入院とすることとした. 運動を休むことに本人は強い抵抗を示したが, 入院を避けるため最終的には合意した.

【治療経過】 外来治療で BMI は 16 まで回復した. しかし, 部活のレベルが高く, 試合に選抜されるレベルには体力がなかなか戻らず, 本人の強い希望で退学となった. 通信制高校に入学したが, ひきこもりがちで生活が不規則になった. 体重が BMI 20 まで回復した段階で, 自己判断で通院は中断した. 半年後くらいから, 気分を紛らわすために過食をし, 過食の後, 体重増加を気にして自分で吐くようになった. 我慢しようとしても過食が毎日出るため, 痩せるために過食をやめたいと思い, 精神科を再受診した. 主治医から, 痩せるのを目的とするのではなく, 生活リズムを取り戻すこと, 体重で気分が振り回されたり, 理想通りでないと自分を責める傾向を改善する必要があること, 社会参加が必要であることなどを説明されて納得し, 通院を続けている. 現在は, BMI は 20〜21 の間に収まり, 月経も回復している.

解説 ....

神経性やせ症の症状と治療

神経性やせ症は, 極端な低体重や成長の停滞, 肥満恐怖, 自己評価に体型が過度な影響を及ぼすなどの特徴がある. 過活動や食へのこだわり, 家族に無理やり食べさせるなどの行動も見られる. 病初期は, 自分では病気だと認識しない「否認」の病理が強い. その結果, この症例のように, 周囲の勧めによる受身的な受診になることも多い. このような場合, 本人が自分は元気だと主張しても, 検査データや生活の様子から正しく診断することが重要である. 一般的な採血結果は正常な場合もあるが, 「検査上問題ない」という説明は慎重に行う必要がある.

治療は, 食事摂取量を少しずつ増やし, 運動などによるエネルギーの消耗を抑えながら, 学校や家庭でのストレスの軽減に努めるよう指導する. 進路などで家族の意向がストレス要因になっている場合は家族の指導も必要である. 低栄養状態の甲状腺ホルモン低値に対して甲状腺ホルモンを投与するのは危険であり, 無月経に対し, 食事量を増やさずホルモン治療のみを行うのは勧められない. 外来治療で変化が見られない場合は, 入院治療が必要となる. 中心静脈栄養などが必要な低栄養状

態の場合，急激すぎる栄養補給は再栄養症候群をきたし致死的となる場合もあるので，注意する．

神経性過食症の症状と治療

　神経性やせ症に引き続き，この症例のように神経性過食症が生じることもある．神経性やせ症の既往なく発症する場合もあるが，神経性やせ症も神経性過食症も，体型が本人の自己評価に過剰な影響を与えるという心理は共通である．神経性過食症の過食は，本人の意志では止められず，強い無力感を伴う．過食の後は，体重を減らす「代償行動」(自己誘発性嘔吐，下剤や利尿剤の乱用など)が見られ，このために低カリウム血症，不整脈などが見られることも多い．体重が正常範囲であっても，身体面のチェックは必要である．

　治療は，神経性過食症について理解し，生活を規則化し，症状の出方を自分で記録するなどの要素からなる「ガイデッドセルフヘルプ」がまず必要だとされている．より本格的な治療が必要な場合は認知行動療法などを行う．抗うつ薬が効果的な場合もある．うつ病などの併存疾患にも注意が必要である．

連携の重要性

　神経性やせ症では否認の心理から，また，神経性過食症では症状に対する恥ずかしさから，早期に自ら受診するものは少ない．利尿剤を求めて内科だけに通っていたり，無月経に対し，食事は増やさずホルモン治療での解決を希望して婦人科だけを受診していることもある．全体像を把握し，精神科と他科が連携して治療を行うことが重要である．

Take-home message

　摂食症，特に神経性やせ症は死亡率が高く，本人が否認しても治療が必要となる場面は多い．発症早期には，この症例の養護教諭のように，本人が困っていることを聴き取って治療関係を作るのが良い．重症例においては医療保護入院が必要な場合もある．

Further reading　・西園マーハ文(編)：摂食障害の治療—専門医のための精神科臨床リュミエール第III期28巻．中山書店，2010
・日本摂食障害学会(監修)：摂食障害治療ガイドライン．医学書院，2012

3 疾患

成長・発達の障害(成人期)

金生由紀子

症例

症例の概要

　大学卒業後に就労したが,職場不適応となり,意欲減退や不安をきたして受診となった.基盤に,自閉スペクトラム症(autism spectrum disorder:ASD)と注意欠如多動症(attention deficit hyperactivity disorder:ADHD)の両方を有し,場面や時期によって片方がより目立つことがある.心理検査や発達の経過の情報収集などを進めて問題の整理をしつつ,標的を定めた薬物療法の追加なども行い,より安定して生活できるように支援している.

学修のポイント

- 神経発達症<発達障害>[1]およびそれに連続する発達特性の概念を理解する.
- 発達特性を踏まえつつ発達の経過における環境との相互作用も考慮する発達精神医学[2]のアプローチを知る.
- 抑うつや不安などの一般的な精神症状の背景に神経発達症が存在する可能性が低くないことを知る.

症例提示

【症例】　20代後半,男性
　　ICD-11:適応反応症,自閉スペクトラム症,注意欠如多動症
　　ICD-10:適応障害(F43.2),広汎性発達障害(F84)
【初診時主訴】　対人関係の問題などから仕事が苦になり,やる気が出ない
【家族歴】　明確な精神疾患の家族歴なし.ただし,父がこだわりが強くて気分にむらがある.
【既往歴】　特記なし
【生活歴】　同胞二名の第一子.出生時に頸部臍帯巻絡を認めたが,仮死はなかった.運動・言語の発達の遅れはなかった.要求が少なくて手のかからない子であった.幼稚園では一人遊びを好む傾向があった.きちんと整列したりお遊戯をしたりするのが苦手であった.音や光に敏感なところがあった.就学後は比較的勉強ができ,かなり風変わりと思われていたので,むしろ特段のいじめを受けたことはなかった.1年間浪人後に大学に入学し,1年間留年したが,卒業した.その後,派遣社員となり,数年間主として在庫管理の仕事をしている.両親,弟との四人暮らし.

【病前性格】　マイペース

【現病歴】　職場で一緒に仕事をしている社員の異動があり，やや年配で口うるさいタイプの男性が来てから，仕事に行く気にならないことが生じた．仕事の効率を高めるように指示されて急ぐと，むしろミスが増えて，叱責されやすくなるという悪循環となった．どのように対処してよいかわからず，その社員の些細なしぐさから責められていると感じるようにもなった．数か月で，「このままでは仕事が続けられなくなるかもしれない」と思い，将来が心配になった．睡眠リズムが乱れがちで朝起きにくいが，かろうじて遅刻せずに出社していた．仕事のストレスから体調不良となった知人が精神科を受診して就労支援を受けたという話を聞いた母の勧めで，本人単独で当科を初診した．

【初診時所見，診断・鑑別診断とその根拠，治療方針】　表情に動きがあり，視線が合わないわけではないが，時にややよそを向いて語り続けることがある．細部を妙に丁寧に述べることがあるが，話のまとまりはさほど悪くはない．抑うつ的，被害的な訴えが認められるが，主として仕事に関連しており，気分症＜気分障害＞，統合失調症は否定的である．社員の態度，作業の速度を中心とする負荷をきっかけに不調となっており，適応反応症＜適応障害＞と考えられるが，不適応には幼少期から存在する神経発達症が関与していると思われる．対人関係の問題などから ASD が，不注意などから ADHD が強く疑われる．家族からの聴取を含めた発達の経過に関する情報収集や心理検査などで得られたデータに基づいて神経発達症の診断を確定させるとともに，それを踏まえてより適応的な生活に向けて相談することとした．

【治療経過】　治療方針を本人に説明して，心理検査を行うとともに，家族の来院を依頼した．神経発達症に関連する心理検査として，まず WAIS-Ⅳ を行った．全 IQ は 120 台と高く，群指数の中では言語理解と知覚推理が 130 前後の一方，ワーキングメモリーと処理速度は約 100 であった．ASD についてAQ（Autism-Spectrum Quotient）日本語版自閉症スペクトラム指数[1]を実施したところ，成人のカットオフを超えた．ADHD について CAARS 日本語版（Conners' Adult ADHD Rating Scales）[1]を実施したところ，全ての下位尺度で T 得点が65 を超えて，特に，不注意/記憶の問題と自己概念の問題が著しく高かった．また，母に母子手帳や通知表を持参して来院してもらい，発達の経過の詳細を聴取した．実は，成長して自己認識が進むにつれて不全感が強まってきたこと，類似の発達特性をもちつつも社会的に成功している父親との間に葛藤があり，自己評価の低下に影響している可能性があることが明らかになった．母からの聞き取りで PARS-TR 親面接式自閉スペクトラム症評定尺度テキスト改訂版（Parent-interview ASD Rating Scale-Text Revision）[1]を行ったところ，幼児期ピーク得点も思春期・成人期得点もカットオフを超えた．

以上を総合して，ASD および ADHD の診断とその意味を改めて本人および家族に伝えたうえで，苦手を補って得意を活かす方法について相談した．精神保健福祉士にも関与してもらい，職場の情報収集をして，新しい出来事や

見通しのつかない状況で混乱しやすいことが問題になっていたので，その対応について情報提供した．このように当初は ASD がより適応を妨げていると思われたが，やがて，不注意，段取りや整理整頓の苦手さ，不器用さで仕事がうまくいかず，それが職場の対人関係や自己評価に悪影響を及ぼしていることが判明した．不注意などへの対応を本人とも相談したが，十分には取り組めないので，メチルフェニデート徐放剤を追加したところ，一定の改善を認めた．

解説

神経発達症の診断とその意味

ASD や ADHD をはじめとする神経発達症の診断には，幼少時からの発達の経過の情報が必須であり，成人期になってからの受診では，家族からの聴取，母子手帳などの既存の資料を含めて情報収集を心がける．診断閾下の発達特性までの連続性が考えられており，治療・支援のためにはそれを含めて把握する．複数の神経発達症または発達特性が重複することがあり，さらに時期によって前景に出るものが異なることがある．本症例でも，ASD と ADHD が適応への影響を変遷しつつ続いており，それに加えて，診断閾下の発達性協調運動症(developmental coordination disorder：DCD)の特性も有すると推測される．

また，神経発達症を有すると親や他児などとの関係が不調となり，それに伴って愛着やトラウマの問題がより生じやすいと思われる．逆に，それらの問題への対応が適切になされて状態が改善すると，神経発達症に伴う問題が当初考えられたよりは軽微であると判明することがある．

さらに，神経発達症を基盤として，気分症や統合失調症などを発症することが考えられ，互いに排除するものではない．

治療・支援のための発達特性を考慮した評価

本症例で用いたような自記式のスクリーニング法があり，日常診療で使用しやすい．ただし，本人の認識に影響されるものであり，例えば自閉症状が重症で本人が他者との相違に気づいていないほどであると，AQ の得点はむしろ低くなることがある．治療・支援のための包括的評価を行うことを心がけて，一つの検査で診断を決めつけてはいけない．さまざまな併発症を有することが考えられ，発達特性のためにその表れ方が定型発達とやや異なることがあるため留意する．

包括的な治療・支援

治療・支援の中心は，適切な理解に基づいて本人や家族の困難への共感を示しつ

つ，心理教育，環境調整を行うことである．例えば，就労について，就労移行支援を活用したり障害者枠での雇用を目指したりするなど，幅広い支援も視野に入れる必要があり，多職種のチームで対応できると心強い．包括的な治療・支援をより進めやすくするうえで薬物療法はしばしば有用であり，成人の ADHD に対して保険適用を得ている薬剤が複数ある．

Take-home message

発達精神医学のアプローチは成人患者にも必要であり，精神科診療の基本と考える．発達特性は全ての人について考慮すべきであり，だからこそ，それだけで全てを説明しようとせずに，包括的な評価と治療・支援を心がける．

文献　1）内山登紀夫（編）：子ども・大人の発達障害診療ハンドブック—年代別にみる症例と発達障害データ集．中山書店，2018
2）本田秀夫：子どもから大人への発達精神医学—自閉症スペクトラム・ADHD・知的障害の基礎と実践．金剛出版，2013

③ 疾患

児童・青年期精神科領域
（神経発達症＜発達障害＞）

松本英夫

症例 ···

症例の概要

　小学校高学年でいじめを契機に登校渋滞となった自閉スペクトラム症である．両親への疾病教育と環境調整によって改善した．今後は親子に対して，対人関係の工夫や日常生活の助言を行い，本人に「告知」する時期を慎重に検討することが重要である．

学修のポイント

- 自閉スペクトラム症の特徴について学ぶ．
- 生育歴の聴取の仕方の基本を学ぶ．
- 両親への疾病の説明や，学校を中心とした環境調整の概要を理解する．

症例提示

【症例】　10 歳（小学校四年生），男児
　　ICD-11：自閉スペクトラム症，適応反応症
　　ICD-10：広汎性発達障害（F84），適応障害（F43.2）
【初診時主訴】　学校への行き渋り，癇癪
【家族歴】　精神疾患の家族歴はないが，父親が子どものときにコミュニケーションの問題を指摘されていた．会社員の父親，パート勤めの母親と 7 歳の妹との四人家族
【既往歴】　特記なし
【生育歴】　妊娠中に問題はなく，満期産の正常分娩（3,100 g）．母乳栄養で飲みは良好，定頸や始歩を含めて身体発達は正常だった．4 歳頃まで睡眠が不規則で，乳児期には，ベッドに下ろすとすぐに泣くために夜間は常に抱いていた．人見知りや後追いは認めなかった．離乳や言語発達は順調で，身辺自立の遅れも認めなかった．呼びかけで振り向き，視線も合い，2 歳過ぎには指差しも認められた．一方，赤ちゃんの泣き声などに敏感で，耳ふさぎをした．偏食も激しかった．いずれも少しずつ改善してきたが現在まで持続している．4 歳で 2 年保育の幼稚園に入園した．集団では一人遊びが中心で，誘われれば一緒に遊ぶ程度の関わりであった．多動は認めなかったが，予定が急に変更になったときや，自分の思い通りにならないときに癇癪を起こすことがあった．乗り物に強い興味をもち，ミニカーを一列に並べることに没頭し，5 歳頃には多くの駅名を暗記していた．また，他児に一方的に鉄道の話をし

て驚かれることがあった．小学校入学後，普通級に在籍し，特に大きな問題なく過ごしていた．算数，特に計算が得意だったが，国語の読解，作文や漢字の書き取りが苦手だった．

【現病歴】　冗談を理解できないために，X年6月頃から友だちにからかわれ，学校で癇癪を起こす回数が増えた．それとともに登校を渋るようになったために，教師の勧めでX年10月に両親とともに当院を初診した．

【初診時所見，診断・鑑別診断と治療方針】　主訴は母親から語られ，本人は「親に言われたから受診した」と述べたが，診察には協力的だった．登校渋りの理由を問うと，「友だちに意地悪をされることと，国語が嫌いだから」と答えた．終始硬い表情で話し，視線も合いにくかったものの，思考，知覚や感情の障害は認めなかった．両親から聴取した生育歴で，幼児期から続く社会性・コミュニケーションの障害と興味の偏り・感覚過敏を認めたために自閉スペクトラム症と診断し，級友からのいじめと学習困難による適応反応症を併存していると診断した．治療方針は，まず両親へ疾病教育を行い，学校の環境調整を行うことが先決であると考えた．知的発達は正常範囲と推測されたが，WISC-Ⅳを施行し知的水準と下位検査の分布を確認することにした．薬物療法は当面は行わない方針とした．

【治療経過】　両親には病名を告知したが，本人に対しては，病名はもとより特性自体を理解できる年齢ではないと考え，「学校で困っていることを解決するため」と通院の理由を説明し，同意を得た．10月中旬に施行したWISC-Ⅳでは全IQ＝105とほぼ平均であったが，下位検査に大きなばらつきが認められた．両親に本人の特性分布の特徴について，他者への興味はほとんどなく，マイペースで生活し，言葉も字句通り受け止めてしまうために「いじめ」の対象になりやすいことや，興味が鉄道に偏りすぎるために他児と共通する話題をもてないことなどを説明した．10月末には本人と両親の同意を得て担任教師に来てもらい，学校での様子を確認するとともに，両親に対する説明と同様の説明をした．そのうえで苦手な国語は個別学習を取り入れることや，何より生徒が本人をからかわないように注意深く指導していく方針とした．教師による生徒への指導や学習支援によって，登校渋りは徐々に減少し冬休み前には改善した．両親も本人が学習を渋る際などに強く叱責してきたことを改め，辛抱強く接することを心がけるようになった．

解説 ....

神経発達症（neurodevelopmental disorders）について[1]

①神経発達症＜発達障害＞は発症が常に乳幼児〜児童期であり，中枢神経系の生物学的な成熟と強く関連した機能の障害が基盤にある．

②症状は年齢とともに刻々と変化し，適応の程度は環境や養育によって著しい幅が

生じる.

③それぞれの特性はスペクトラムであるために，診断閾値以下の特性をもつ児・者が多く存在する.

④神経発達症は互いに併存することが多い.

自閉スペクトラム症(autism spectrum disorder：ASD)について

ASD は神経発達症に分類され，社会性・コミュニケーションの障害と，こだわりの強さ，興味の偏りや感覚過敏を特徴とする. 本症例は従来のアスペルガー症候群 (Asperger's syndrome)に該当する. ASD は神経発達症である注意欠如多動症(attention deficit hyperactivity disorder)，発達性学習症(developmental learning disorder，従来の学習障害に該当)や発達性協調運動症(developmental coordination disorder)などを併存することが多い. 本症例でも発達学習症の書字表出不全＜書字障害＞(developmental learning disorder with impairment in written expression)が疑われたが，確定診断には至らなかった. ASD は知的発達症(disorders of intellectual development，従来の精神遅滞に該当)を併存することもあるが，本症例のように知的発達症の併存がない場合でも，WISC などの知能検査で下位検査にばらつき(凸凹)が認められることが多い.

診断の告知と環境調整

ASD は 10 歳前後で周囲に対して過敏になることが多く，さらに本症例のように，冗談を理解できないなどの社会性・コミュニケーションの障害のために「いじめ」の対象になりやすい. いじめが激しく，さらに周囲の大人が気づかない場合には放置され，心的外傷後ストレス症(post traumatic stress disorder)にまで発展してしまうこともある. 親や教師へいじめを防ぐように十分な説明と対策が必要である. また学校での学習環境への配慮も重要である. 親や本人への告知については，その時期も含めて慎重に検討することが必要である.

Take-home message

自閉スペクトラム症の特徴と，その診断に不可欠な生育歴の聴取の基本について理解することが重要である. ASD を中心とした神経発達症が互いに併存することが多いことも理解しておく必要がある.

文献 1）松本英夫：自閉スペクトラム症. 青木豊，松本英夫(編)：乳幼児精神保健の基礎と実践. pp152-163，岩崎学術出版社，2017

退院支援から地域包括ケアまで

山之内芳雄

症例 ....

症例の概要

　双極症Ⅰ型＜双極Ⅰ型障害＞の激しい躁エピソードで入院し，その後のうつ病相を経て入院10か月で退院した．患者の入院後に妻の妊娠がわかり，退院2か月前に出産した．妻の実家は，遠方かつ義父の介護もあるためサポートが得がたい中，妻と新生児と暮らすことになる．

学修のポイント

- 退院の適応について．
- 院内で連携活用できる多職種について．
- 連携できる地域資源について．

症例提示

【症例】　30代，男性
　ICD-11：双極症Ⅰ型，現在躁エピソード，精神症＜精神病＞症状を伴う
　ICD-10：双極性感情障害，現在精神病症状を伴う躁病エピソード(F31.3)
【初診時主訴】　会社は頭がおかしい
【家族歴】　弟がうつ病
【既往歴】　特記なし
【生活歴】　同胞二名の第一子．発達での異常の指摘なし．大学2年時にほとんど家でひきこもる時期が半年ほどあった．大卒後機械メーカーの営業職に就くが会社とトラブルがあり7年で退職．以降1年の失業期間を経て，自動車販売店の営業職に就職．X－3年に地区での営業賞を受賞した．
【病前性格】　快活で友人が多い
【現病歴】　X年2月頃から，休日・深夜も営業活動にいそしみ，成績はX年4月に急に伸びたが，会社の自分に対する扱いが悪くなったと感じるようになった．X年5月に社員ミーティングで会社の体制批判をし，上司から叱責を受けたことをきっかけに，会社を相手に訴訟を起こすと本社に訴えた．留守にもかかわらず深夜に得意先を訪問したり，風俗店に頻繁に出入りしていた．6月に本社前で大声で騒いでいるところを警備員に抑えられ，本社産業医の説得に応じ当院を受診した．
【初診時所見，診断・鑑別診断とその根拠，治療方針】　疲弊しつつも気色ばん

だ表情で，つじつまが合わない会社や日本政治の批判，体調が悪くなり実家に帰った妻への心配と同時に妻が自分から逃げたことへの批判を大声で訴えた．スーツはほころび，ワイシャツも汚れていた．アルコール臭はなく，注射痕もない．一般血液生化学検査では CPK の軽度上昇以外所見なく，頭部 CT 検査でも異常はなかった．今後詳細な鑑別は必要なものの器質性・物質性精神疾患は否定的であり，大学時にひきこもったエピソードや現病歴から双極症＜双極性障害＞であり，現在は躁エピソードと診断された．自宅には誰もおらず，入院治療が必要と判断し，説明するが，本人は裁判所に今すぐ行くと訴えるのみであった．任意入院が困難だと判断し，実家にいる妻に連絡をとり，説明と同意を得て X 年 6 月医療保護入院とした．

【治療経過】　大声と暴力が切迫していたため，精神保健指定医の指示のもと隔離室に隔離した．服薬にも応じないため看護師が毎日説得してオランザピン 10 mg/日，炭酸リチウム 200 mg/日を服用してもらった．入院 3 日後にはオランザピン 20 mg/日，炭酸リチウム 800 mg/日を自ら服用するようになり，7 日後には隔離解除された．頭部 CT を再検，感染症などの血液検査をしたが異常はなく，CPK も正常値に戻った．X 年 8 月からは会社の批判を口にするものの過眠傾向と抑うつが出現し，9 月には会社に対する悔恨の意と自己嫌悪が激しくなり，自殺念慮も出現した．2 か月かけてオランザピンを 10 mg/日に減量し，炭酸リチウムからラモトリギンに切り替えを行った．

　X＋1 年 3 月には寛解し，「会社の営業成績を気にしすぎていた」などと自己を正しく振り返られるようになった．その間 X＋1 年 1 月に実家で妻が出産し，義母のサポートを受けていた．義父は軽度の認知症であり在宅でデイサービスに通所している．本人・妻と面談し，X＋1 年 3 月中に退院する方針を決め，妻は生まれた生後 2 か月の子どもと戻ることになった．実家は遠方であり，義母は義父の介護が必要なため，妻は実家からのサポートを受けがたい状況であった．

　このため，退院後生活環境相談員として妻や妻の実家と連絡をとっていた院内 PSW と，退院後の乳児を抱えた家庭の負荷を減らすための方策を検討した．まず，市の母子保健課に連絡し，保健師の訪問指導を受けることとした．また，県保健所の精神保健福祉相談員にも連絡をとり，ケースの共有と市と連携した見守りができるようお願いした．本人は，復職に備えて産業医の診察を受けつつデイケアに通所することになった．以上の方針を関係者で共有するため，退院支援委員会を院内で開催し，本人，妻，市と保健所の保健師，会社の健康管理室，院内デイケアスタッフ同席のもと，支援方針に合意し，X 年 3 月退院した．

解説 ··

退院の適応について

　とりわけ精神科の急性期治療では退院に際して，患者の病態のみならず，家族の
サポート力や周囲の理解を考慮する必要がある．しかしながら主治医だけで家庭・
地域環境も含めた広範なアセスメントをすることは難しい．2013（平成 25）年の精神
保健福祉法改正において，医療保護入院では，退院後生活環境相談員の選定や，地
域援助事業者との連携，退院支援委員会の開催が定められ[1]，2017（平成 29）年 6 月の
入院者では 65.8％[2]で実施されている．

院内で連携活用できる多職種について

　この症例は，医療保護入院だったこともあり，院内 PSW が退院後生活環境相談
員として，家庭や会社の状況を把握し，フォローした．病棟で行われるカンファレン
スなどで，こういった情報共有が看護師たちとも行われていることがある．環境の変
化が病状に影響することもあり，周辺の情報を窺い知っておくことも大切である．また，
退院や治療の方針転換のときなど，関係機関に情報を伝えることも大切である．

連携できる地域資源について[3]

　この症例では，本人は復職に向けた医療ケアを行い，乳児を抱えた妻に対して，
市の母子保健と県保健所の力を借りることにした．外来診療でわかる情報は限られ
ており，外来でもこれら関係者からの情報収集が必要になる．

　また，本人に就労の見込みが立たない場合などは，本人に対して障害福祉サービ
スを提供することが考えられ，その場合は市の障害福祉部局や，地域包括支援セン
ターが窓口になる．これも退院後生活環境相談員などの院内 PSW に相談できる．
もちろん，これらの支援を受ける必要のない症例も多いので，その適切性を相談す
ることが大切である．

Take-home message

　自分の入院症例において，家族・職域・地域環境などのプロブレムがないか振り
返ってみること．支援には，精神疾患関係だけでなく，母子・介護・産業保健など
さまざまな分野からのものがある．

文献　1）厚生労働省：医療保護入院者の退院促進措置（https://www.mhlw.go.jp/file/05-Shingikai-12201000-Shakaiengokyokushougaihokenfukushibu-Kikakuka/sankou5.pdf）．最終アクセス：2019
年 12 月
2）国立精神・神経医療研究センター　精神保健研究所　精神医療政策研究部：精神保健福祉資料．
3）厚生労働省：精神障害にも対応した地域包括ケアシステム構築のための手引き　第 2 章　精神障
害にも対応した地域包括ケアシステムの構築（https://www.mhlw-houkatsucare-ikou.jp/guide/
h30-cccsguideline-p2.pdf）．最終アクセス：2019 年 12 月

4 ケアの形

児童虐待

近藤直司

・・

症例の概要

　診察場面で子どもへの虐待が語られたことから，虐待の程度を確認し，児童福祉機関への相談を勧めた．その後，児童福祉機関からの求めに応じて，医療的な予後と養育力に関する見通しについて情報提供した．

学修のポイント

- 精神科臨床においても児童虐待の発見に努める義務があることを知る．
- 養育状況や虐待について聴取する必要性とその方法を学ぶ．
- 虐待と思われる事例を発見したときに通告の義務があることを知る．
- 患者に児童福祉機関への相談を促す方法を学ぶ．

症例提示

【症例】　30代，女性
　ICD-11：反復性うつ病，パーソナリティ症，中等度，顕著な否定的感情および顕著な脱抑制性の特徴を伴うもの
　ICD-10：反復性うつ病性障害(F33)，情緒不安定性人格障害，境界型(F60.3)
【初診時主訴】　イライラする，気分が落ち込む
【家族歴・既往歴】　特記すべきことはない
【生活歴】　対人関係上のトラブルや抑うつエピソードの反復のため，大学を中退．いくつかの職に就くが同様のトラブルのため，いずれも長続きしなかった．未婚のまま20代後半で出産し，一児の母となった．現在は生活保護受給中．子どもは3歳になった．
【現病歴】　思春期の頃から感情の起伏は激しかった．大学入学後，友人や交際相手とのトラブルが頻発．抑うつ状態とリストカット，身体的不定愁訴を主訴として精神科クリニックを初診した．対人関係は極めて不安定で，理想化とこき下ろしの両極を揺れ動く傾向や，交際相手から見捨てられる不安から脅しや自殺のそぶりを繰り返すこと，感情の不安定さ，怒りの制御の困難などから，情緒不安定性パーソナリティ障害と診断した．
【初診からの経過】　妊娠していることがわかり，一時期は通院を中断していたが，授乳が終わった時期から通院を再開した．担当医はSSRIと気分安定薬を中心とした薬物療法と支持的な精神療法を継続したが，養育状況について

把握しようとはしていなかった. 通院を再開して2年後, 患者は入浴や食事の促しにスムースに応じてくれない子どもを強く叱責し, 叩いてしまうと話すようになった. 担当医がそれらの頻度や程度を尋ねたところ, 交際相手とトラブルになったときなどに抑うつ気分と易怒性が高まり, 子どもの顔面を平手で殴打することが1週間に数回程度あり, 夜間に子どもをベランダに締め出すこともあると述べた.

【虐待の気づきとその後の対応】 担当医は, 医療機関には児童虐待防止法における虐待発見の努力義務と通告義務が課せられていることを患者に伝えた. さらに, 通告を受けた児童福祉機関は患者や子どもについて調査するであろうこと, できればその前に患者が自ら養育に悩んでいることについて相談に出向いてほしいと伝えた. 自分でも好ましくない養育状況であると自覚しているので, 明日にでも相談に行くつもりであると患者が述べたため, この時点で通告することはしなかった.

翌日, 市の子ども家庭支援センターから医療機関に電話連絡によって患者が相談に行ったこと, 子ども家庭支援センターが養育状況を把握し, 虐待事例として受理したという報告を受けた. さらに1週間後, 子ども家庭支援センターからこの事例を要保護児童対策地域協議会においてフォローすることになったという連絡があり, 母親である患者からも同意を得ているので, 患者に関する医療情報を提供してほしいという依頼を受けた. 担当医は, 診断名や処方の内容, 把握している生活歴などについてはこの電話では答えられないが, 不安定な対人関係や交際相手との間で繰り返されるトラブル, 気分の変わりやすさ, 不安定な養育などについては, 当面, 大きな改善は期待できないであろうという見通しを伝えた.

解説 ⬝⬝⬝

児童虐待防止法

「児童虐待の防止等に関する法律」の略称.

早期発見の義務

同法第5条に,「学校, 児童福祉施設, 病院その他児童の福祉に業務上関係のある団体及び学校の教職員, 児童福祉施設の職員, 医師, 保健師, 弁護士その他児童の福祉に職務上関係のある者は, 児童虐待を発見しやすい立場にあることを自覚し, 児童虐待の早期発見に努めなければならない」とある.

通告義務

同法第6条第1項に，「児童虐待を受けたと思われる児童を発見した者は，速やかに，これを市町村，都道府県の設置する福祉事務所若しくは児童相談所に通告しなければならない」とある．

守秘義務との関係

同じく第6条第3項で，「刑法の秘密漏示罪の規定その他の守秘義務に関する法律の規定は，第一項の規定による通告をする義務の遵守を妨げるものと解釈してはならない」とされている．

要保護児童対策地域協議会

要保護児童に関する情報交換や支援内容の協議を行う法定協議会．児童福祉法第25条に定められている協議会は通常の構成員以外の関係機関などに対しても，必要に応じて要保護児童に関する資料や情報の提供，意見の開陳その他必要な協力を求めることができる．

本症例における医療機関の対応について

診療対象である患者が，子ども，特に年少児の養育者である場合，早くからその養育状況を把握しようと努めるべきであった．虐待に気づいた時点で直ちに通告することが原則ではあるが，本症例では，まずは養育者に自ら相談に出向くことを促した．通告を受けてから48時間以内の調査が義務付けられている児童相談所や市町村子ども家庭支援センターの負担を軽減しようという配慮でもあったが，相談に至らない場合には直ちに通告する必要がある．患者には担当医と医療機関には通告義務があることを伝えてあるので，担当医は自分が通告したことを隠す必要もない．

情報の提供については，要保護児童対策地域協議会からの情報提供の求めに応じたとしても医師としての守秘義務違反に問われることはないが，児童福祉機関が今後の処遇について検討する際に，養育状況が安定する見込みがあるかどうかという点についての見解を示すことで，現時点においては十分であろうと判断した．

予後に関する見通しを示すこと

母親の医療的予後に関する見通しを伝えることは，児童福祉機関が事例の処遇を検討する際に有用である．

Take-home message

　患者を養育者として捉えてみることで，成人を対象とした精神科臨床においても虐待の防止に貢献することができる．子どもの養育について患者と率直に話し合ってみることが，その第一歩となる．

Further reading　・日本子ども家庭総合研究所(編)：子ども虐待対応の手引き．有斐閣，2014

4 ケアの形

せん妄ケアのエッセンス―中でも
低活動型に焦点をあてて

明智龍男

症例 ....

症例の概要

　症例は外科病棟入院中に抑うつ状態や認知症を疑われて紹介された低活動型せん妄の70代の進行乳がんの患者である．適切な診断と原因治療およびケアで回復した．

学修のポイント

- 低活動型せん妄の適切な診断および鑑別診断を知る．
- せん妄の頻度の高い原因について知る．
- 低活動型せん妄における薬物療法の意義とケアの概要を知る．

症例提示

【症例】　70代，女性，進行乳がんで外科病棟入院中

　　ICD-11：せん妄

　　ICD-10：せん妄，認知症に重ならないもの（F05.0）

【主訴】　本人からの訴えはないが，病棟スタッフから，抑うつ状態や認知症を
　　疑われての紹介

【家族歴】　精神疾患の家族歴なし

【既往歴】　X−10年から高脂血症，高血圧症で内服治療中

【生活歴】　同胞四名の第一子長女．高卒後，電機会社に就職したが，結婚を機
　　に退職．二人の息子がいるがいずれも家庭をもっている．現在は4歳上の夫
　　と二人暮らし

【病前性格】　内向的で繊細（家族の弁）

【現病歴】　X−4年に乳がんの手術を受け，その後ホルモン療法を継続してい
　　た．X−2年に乳がんの全身骨転移が発見され，以降，抗がん剤による治療中
　　であった．X年10月に摂食不良で入院となった．入院後，もの忘れが目立
　　ち，処置されていたガーゼを外したりしてぼんやり座っているなどの症状が
　　みられたことをきっかけに精神科に紹介となった．

【初診時所見，診断・鑑別診断とその根拠，治療方針】　病棟に訪室（個室）し，自
　　己紹介のうえ，依頼されて往診したことを伝えると，「はい」と言うのみで
　　ベッドに横たわったままであった．困っていることを尋ねると，腰部の痛み
　　を訴えた．初診時には場所，時間などの見当識は概ね保たれていたが，一方
　　でややぼんやりしており，集中力の保持は難しいようであった．カルテより

身体状態および使用薬剤を評価したところ，低ナトリウム血症，低栄養(低蛋白血症)，貧血，入院後ベンゾジアゼピン系薬剤が開始されていたことに加え，疼痛のため5日前からオピオイドが増量されていることなどが確認された．なお，家族からの情報より，今回の入院以前には，認知症を窺わせるような症状あるいはその他の特記すべき精神症状もみられなかったことが明らかになった．

【診断とその根拠】　当科に紹介となるまでの看護カルテなどから，入院以降，つじつまの合わない言動や見当識障害は一貫してみられており，これらは夜間を中心に増悪していた．「死にたい」などの発言もみられたことがあり，うつ状態を疑った主治医がベンゾジアゼピン系薬剤を開始し，痛みの増悪を懸念しオピオイドも増量されていた．つじつまの合わない言動は，低ナトリウム血症の悪化，ベンゾジアゼピン系薬剤の開始およびオピオイドの増量に伴い徐々に顕在化していた．以上より，原因となり得る身体的要因と薬剤性要因が複数存在し，意識障害がみられ，日内変動する認知機能障害がみられることからせん妄と診断した．なお，興奮などはみられず低活動型と判断した．

【治療方針】　対応可能なせん妄の直接原因への対策として，まずベンゾジアゼピン系薬剤の使用を中止した．目立った不穏症状はなかったが，看護スタッフとの相談により，不穏時の頓用使用としてリスペリドンの指示(0.5 mgを頓用)を出した．担当医には，せん妄の原因として，薬剤，低ナトリウム血症，低栄養，貧血，オピオイドなどが考えられるため，これらに対して可能な対処を依頼した．また，家族にせん妄であることを説明するとともに，リスペリドンの使用は適応外使用であるが，危険症状が出現したときに少量準備したことを説明し，家族から投与の承諾を得た．

【治療経過】　ベンゾジアゼピン系薬剤を中止することで，注意機能および意識状態の双方ともに速やかに改善した．指示として用意しておいたリスペリドンを使用することはなかった．同時に夜間に不眠傾向がみられるようになったため，ラメルテオンを開始した．以降，概ね夜間も良眠が得られるようになった．せん妄が改善することで食事摂取も進むようになり，せん妄状態は，精神科紹介後約5日間で消失した．状態は落ち着いていたため，2週間程度の期間を経てラメルテオンも中止し，患者も退院となった．

解説

低活動型せん妄の適切な診断

せん妄というと「不穏」「興奮」が連想されがちであるが，実際の医療現場では，傾眠や集中力の低下を中心とした低活動型が多い[1]．低活動型せん妄は，認知症や抑うつ状態と誤診されやすく実際の現場でも見逃されやすいことが知られているため注意が必要である．

進行性の身体疾患の患者に抑うつ状態や認知機能障害など何らかの精神症状がみられた場合は，その種類や性質を問わず，必ずせん妄を鑑別診断に含める必要がある．

せん妄の原因について知る

せん妄の発生要因は，もともと存在する準備因子(せん妄の本態である脳機能の低下を起こしやすい状態)，誘発因子(せん妄の発症を促進，重篤化あるいは遷延化する要因)と直接原因に分けて考えることができる．準備因子としては，高齢，脳血管障害をはじめとする脳器質性疾患の既往，認知症の存在などが代表的である．誘発因子としては，環境の変化，感覚遮断，強制臥床，身体拘束，不快な身体症状(疼痛，呼吸困難など)などが挙げられる．直接原因としては，手術侵襲，薬物(ベンゾジアゼピン系睡眠薬，オピオイド，ステロイドなど)，脱水，低酸素血症，感染症，血液学的異常(貧血，DICなど)，代謝性異常(肝腎不全，高カルシウム血症など)，脳の病変(脳転移など)など，結果的に脳機能の低下をもたらすさまざまな要因が挙げられる．つまり，せん妄は，準備因子を有する患者に何らかの直接原因が加わることで発現し，そこに誘発因子が修飾要因として関与し，せん妄の臨床像を呈する．また，せん妄の直接原因は複数存在することが多い．

以上のように，せん妄は，身体的な負荷が強い状態，例えば術後やICU入室時，終末期に加え，身体状態の悪化に伴いさまざまな薬剤が投与された際に特に頻度が高くなる．

低活動型せん妄における薬物療法の意義とケアの概要

高齢のせん妄ハイリスク患者に対しては多職種(医師，看護師，理学療法士など)による非薬物的な多次元的介入の有用性が示されている[2]．本プログラムでは，見当識を保つための認知刺激を目的としたコミュニケーション，入院後早期の離床，視力・聴力などの感覚入力を増加させることによるサポート，光を有効に利用した睡眠覚醒リズムへの働きかけなどが行われている．これらは低活動型せん妄のケアを提供する際にも参考になる．過活動型と異なり薬物療法の効果は実証されていないので安易な使用は慎むべきである．

Take-home message

進行性の身体疾患の患者，中でも高齢患者に抑うつ状態や認知機能障害など何らかの精神症状がみられた場合は，その種類や性質を問わず，必ずせん妄を疑いたい．

文献　1) Meagher DJ, Moran M, Raju B, et al：Phenomenology of delirium. Assessment of 100 adult cases using standardised measures. Br J Psychiatry 190：135-141, 2007
2) Inouye SK, Westendorp RG, Saczynski JS：Delirium in elderly people. Lancet 383：911-922, 2014

緩和ケアにおける精神科医の役割

内富庸介

症例

症例の概要

　症例は不安を主訴に担当医より紹介された，抗がん剤治療中の術後再発膵がん患者である．初回の抗がん剤治療は奏効し腫瘍は縮小したが，仕事が手につかず，2週に1回の定期受診を継続した．不安は軽減し，仕事に整理をつけ，周囲に感謝を伝え，死を迎えた．

学修のポイント

- 緩和ケアにおける全人的ケアの診療の実際を学ぶ．
- 薬物療法，死を迎える患者に対する支持的精神療法の意義について学ぶ．
- 死を迎える患者の緩和ケアを提供するチーム・病棟・在宅の役割を理解する．

症例提示

【症例】　40代，男性
　　ICD-11：適応反応症
　　ICD-10：適応障害（F43.2）
【初診時主訴】　不安，不眠，どうしてがんになってしまったのだろう，抗がん剤が終わったらどうすればよいのか
【家族歴】　精神疾患の家族歴なし
【既往歴】　特記なし
【生活歴】　高卒後サラリーマンを経て20代に飲食店を開業し，40代には十数店舗に展開し順調であった．アルコールは飲めず，喫煙歴もなし．スポーツはテニス，ゴルフ．両親を30代のときに亡くしており，独身，一人暮らし
【病前性格】　前向き，外向的，常に向上心をモットーにしてきた
【現病歴】　X年1月，腰痛のため近医受診後，翌月にがん専門施設に紹介受診．同年3月に膵がん手術を無事終えたが，6月に再発．翌月，初回の外来抗がん剤治療中から不安，不眠が継続するため，担当医よりX年8月に紹介され精神科初診となった．
【初診時所見，診断・鑑別診断とその根拠，治療方針】　「……どうしてがんになってしまったのだろう……抗がん剤が終わったらどうすればよいのか……」と硬く，憔悴した表情で，目を見開き，医師の目を見据えて語った．疼痛のためオピオイド服用中であったが，認知障害はなく，せん妄に該当せ

ず，パニック発作の既往もなく，うつ病の診断基準も満たさない．がん再発後に生じた，仕事に支障をきたした不安であることから，適応反応症＜適応障害＞と診断した．

【治療経過】「うつ病には相当しないが，がん診断後1年と目が浅く，目まぐるしく変わる治療状況の中にあるので，短期目標として不安の軽減に努めること」を勧めた．その結果，漸進的筋弛緩法による不安軽減よりも効果の早い抗不安薬と睡眠導入剤を選択し服用を開始した．1週間後，不安，不眠は軽減傾向にあったが，疼痛が不変のため，難治性疼痛の精査目的に緩和ケアチーム外来に紹介．神経障害性疼痛の診断により，プレガバリンが処方され疼痛軽減に寄与した．この疼痛は術後疼痛関連の後遺症と考えられた．痛みへの恐怖から外出を好まなくなり，仕事にも身が入らない状態となっていた．

　症状軽減が図られたため，行動活性化を試み，職場への出勤が増えたところで，初診時と同じく，「どうしてがんになってしまったのだろう，次の抗がん剤が終わったらどうすればよいのか」と再度語った．「次の膵がんの抗がん剤治療を終えたら，後はもう何も薬はない」ことを理解したうえで，「これまでの起業後の店の展開，十数店舗に増えまずまず成功といえる人生，スポーツや仕事を通じて増えた仲間，仲間との友情，そうした先に膵がんの手術・再発という奈落の底へ落ちる経験，初めて前向きになれない自分を自覚した」ことを共有し，共感に努めた．

　定期受診5回目に，「どうしてがんになってしまったのだろう」と精神科外来で何度も口ぐせにしているのは，「前向きになれない自分をここだけでは理解してもらいたい．担当医や，看護師さん，友人には何度も言えないから」と思ったからだそうだ．そこから，担当医や看護師に抗がん剤の投与間隔の調整を相談するようになり，店の整理や周囲に感謝を伝える旅程を調整し，X+1年1月，予定していた抗がん剤を終え，X+1年6月，在宅診療所の訪問診療を受け，友人に囲まれて自宅で永眠された．

解説

緩和ケアの多職種連携

　がん医療は，担当医と担当看護師だけでは完結せず，緩和ケアチームの4職種(身体症状緩和医，精神症状緩和医，薬剤師，看護師)をコアに多職種が連携しチーム医療を行う．病棟や在宅との連携を見据えるとコミュニティ医療となる．場合によっては担当医の診療カンファレンスや，緩和ケアカンファレンスで情報を共有し，常に俯瞰的視点をもつよう努める．地理的にも，コミュニティの一員としても，また，患者の人生の縦軸に沿っても理解するよう努める．そうすることで，緩和ケアの特徴である，身体・心理・社会・スピリチュアルな側面を意識した全人的理解が深まる．

　緩和ケアにおいて通常の精神科診療以外に気をつける点を以下に列挙する．

診察前

- ・がんの病歴，治療歴，現在の主たる治療目的・治療方針を確認する．
- ・予後や今後生じ得る身体的状態の変化に関する，担当医の診立ての確認を行う．
- ・担当医からの患者・家族への説明内容(現病，予後，その他)を確認する(担当医に確認すると，本症例の標準的抗がん剤治療は2種類であった)．
- ・精神症状の原因となる可能性のある薬剤(オピオイド，抗がん剤，ステロイド，抗コリン薬，睡眠薬，抗不安薬)や身体状態(血液データ，画像データ)の確認を行う．

診察

- ・痛みやその他の不快な身体症状の精神状態への影響の確認を行う．
- ・がんの病状および治療に対する理解度を患者に直接確認する．
- ・がんになる前の普段から大事にしてきた生活信条，個人の価値観を聞いておく．別の診察の機会に一度は話題にする．
- ・話題から死を自覚されていることが推測できたら，人生の目標，整理の仕方についての話題も，全人的ケアの一環として相談にのる用意があることを伝える．
- ・治療に関する意向を尊重する．優先したい冠婚葬祭，家族旅行，仕事などのための調整を医療チームで行えることを伝える．
- ・がんの病歴を診察の最後に改めて患者の個の物語としてまとめ，重ねてきた治療の労をねぎらう．
- ・向精神薬を内服することに対する患者の気がかりを尋ねる．

診察後

- ・診断，病状，見通し，心理社会的ケアとそのゴール，薬物療法に際しては，必要性，選択理由，副作用とその評価方法について医療スタッフに伝える．
- ・具体的でわかりやすい推奨とその理由の説明をカルテにも記載する．
- ・近い将来患者の死を迎える遺族の視点で，家族についてもケアを思い描く．

チーム活動

- ・プライマリ・ケアの担当医と看護師の立場を常に尊重し，その立場を奪わないように努める．
- ・医療チーム内で情報，目標，対応法を共有する．

Take-home message

　緩和ケアにおいて精神科医の役割は多岐にわたるが，上記のような診療のポイントを徐々に身につけるように努める．

**Further
reading**
・日本緩和医療学会（編）：専門家をめざす人のための緩和医療学，第2版．南江堂，2019
・内富庸介，小川朝生（編）：精神腫瘍学．医学書院，2011

4 ケアの形

精神疾患の患者の妊娠・出産

小笠原一能，尾崎紀夫

症例 ••

症例の概要

　挙児希望のある双極症Ⅰ型＜双極Ⅰ型障害＞の女性患者に対し，近い将来の妊娠・出産を念頭に心理教育・薬物療法を行い，また産科との連携を図った．また妊娠後は，授乳と薬物療法の問題を患者と出産前から検討し，薬物療法を妊娠中・出産後(授乳中も)継続することで合意した．なお，本症例の患者からは文書により，症例報告に関する説明と同意を得ている．

学修のポイント

- 挙児希望患者および家族と，妊娠前から妊娠・出産・授乳について検討する，「プレコンセプションケア」の意義を理解する．
- 患者・家族と医療者による双方向性の治療方針決定(shared decision making：SDM)の一環として，薬剤療法のリスク・ベネフィットなどを説明し，患者・家族との合意を形成するイメージを理解する．

症例提示

【症例】　30代，女性
　　IDC-11：双極症Ⅰ型，現在抑うつエピソード，軽症
　　IDC-10：双極性感情障害，現在軽症うつ病エピソード(F31.3)
【初診時主訴】　双極症Ⅰ型の治療を受けているが，将来の妊娠・出産のことについて相談したい
【家族歴】　特記なし
【既往歴】　特記なし
【生活歴】　高卒後に就職．結婚後は主婦で，時々パートタイム勤務
【病前性格】　活発で明るい性格
【現病歴】　X−10年に抑うつエピソードが生じ，精神科での加療が開始された．その後，躁エピソードも起こりX−7年に双極症Ⅰ型と診断され，その後近医クリニックにて炭酸リチウムやバルプロ酸などにより加療されていた．X−3年「将来，結婚して子どもが欲しいが，服用中の薬剤の影響が子どもに生じるのではないか，妊娠・出産が無事に乗り切れるのか心配．この病院なら産婦人科と精神科で連携がとれると聞いた」とのことで，A病院をセカンドオピニオン外来受診．担当医から「これまでの経過を知っているクリ

ニック主治医のもとで，できるだけ薬を少なくすることを進めてほしい．妊娠・出産が現実的になった段階で再度来院していただき，計画的な妊娠について相談したい」と伝えた．X年3月にA病院を再初診．同年1月に結婚し，前医である程度薬剤の調整がされたがいまだクエチアピンおよびエスゾピクロンの2剤併用．結婚して妊娠・出産の可能性があることに加え，近々夫の転勤に伴い本人の実家近くに転居予定で，転居先からは遠いが，産婦人科と精神科で連携がとれるA病院へこの機に転院したいとのことだった．

【初診時所見，診断・鑑別診断とその根拠，治療方針】 診断は確定しており，また双極症＜双極性障害＞も一旦寛解状態にあったが，妊娠・出産も視野に入れて，今後の方針について，検討することとした．

【治療経過】 以下のように双極症と治療薬に関する情報を本人・夫・実母と共有し対応を検討した．

妊娠・出産について

日本うつ病学会作成の患者説明用パンフレット「双極性障害（躁うつ病）とつきあうために」を用いて双極症に関する一般的な説明をするとともに，以下を確認した．

①治療薬の胎児への影響について：双極症は再発率が高く，再発予防のため維持治療薬を妊娠中も服薬する必要がある．その薬剤が胎児や新生児に与える影響として，永続的なものと一過性のものがある．永続的な催奇性を生じ得る薬剤の服用は回避することが重要．胎児の器官形成期は妊娠初期（妊娠4～7週）で，この時期は最も薬剤の影響を受けやすい．一方，特に妊娠12週未満の早い時期での流産の危険性の高い時期，および妊娠22週以降の早産の可能性が高い時期は，躁状態再発による過活動などは避けるのが賢明．患者の以前の治療薬の中では，妊娠中の服用で児に神経系の催奇形性や自閉スペクトラム症のリスクが報告されているバルプロ酸，および児に心循環系のリスクが報告されている炭酸リチウムは，添付文書上も妊産婦への使用が禁忌になっている．一方，現在処方中のクエチアピンは催奇性の報告は乏しい．またエスゾピクロンは催奇性に関してはそれほど高くないと考えられるが，胎盤を通して移行した本剤が出産後新生児の呼吸や哺乳に影響を与え得るので，可能なら妊娠前に中止したい．

②①で伝えた通り，母子の健康を守るために，妊娠・出産の第一条件は病状の安定である．転居という環境変化の後，3か月安定を確認したうえで，エスゾピクロンを漸減中止する．クエチアピン単剤でさらに3か月安定が維持されてから妊娠を考慮してはどうか．また精神科と産科との連携が重要であり，今後について産科も受診し，妊娠前に相談しておくことが必要．妊娠出産に備えた家族のサポート体制を整えることも重要．妊娠・出産中に再発した際は，薬物の量や種類の変更，ならびに精神科への入院の可能性があることは十分理解して，早めの対応に応じること．

本人・夫・実母は以上の説明を理解し，同意を得ることができたので，処方薬をクエチアピンに単剤化した．その後X年7月に妊娠が判明．A病院と

は遠く（車で 1.5 時間以上かかる），急に産気づいた場合を考慮して，産婦人科医と相談ののち，出産予定日の 3 週前から A 病院精神科での入院を提案して，本人・家族はそれを選択．その際，産後の授乳についても本人・家族と検討した．

授乳について

①添付文書上はクエチアピンを服用時は，授乳を中止することになっている．

②双極症が安定した状態を維持することが母子にとって重要であることを考え合わせると，クエチアピンの継続的な服用が必要と考えられる．

③確かに母が授乳中にクエチアピンを服用していると母乳に移行すると考えられるが，これまでクエチアピンが児に悪影響との報告は見当たらない．

④出産直後で児の免疫が未発達の間は，免疫力の助けになる母乳はとりわけ意味が大きい．

　以上を説明したうえで，本人・家族は，出産直後は，服薬をしながら母乳を授乳することを選択した．その後，妊娠・出産を無事に経ることができ，当初はクエチアピンを服用しながら母乳栄養，1 か月後からは人工乳に切り替えた．

解説

　「プレコンセプションケア」とは，「妊娠前からの健康管理が，次世代の健康状態および自身のその後の人生の健康状態を改善する」という基本概念に基づき提唱され，妊娠・出産を希望する精神疾患の患者において極めて重要である．すなわち，挙児希望の精神疾患の患者とは，できるだけ妊娠の前に治療関係を構築したうえで，SDM に基づいて，症状の内容や重症度から妊娠・出産・授乳にあたって薬物療法を継続するかどうか，そのリスク・ベネフィットを患者・家族と共有し，双方向的なコミュニケーションのもとに検討し方針を立てるよう努める．治療薬によらず精神療法（認知行動療法・対人関係療法など）で維持が可能と見込まれればそれに切り替え，薬物療法継続が不可避と考えられたときには，極力単剤化・低用量化を図ったうえ，妊娠・出産・授乳に臨むことを目指す．

　また大前提として，服薬の有無にかかわらず全ての妊娠には一定の割合（約 0.7 %）で先天奇形が発生することを伝えることは重要である．また，患者・家族とのやりとりの要点を意識的に診療録に記載することも必要となる．

Take-home message

　妊娠・出産・授乳は当該精神疾患の患者にとっても児にとってもポジティブなイベントであり，医療者も最大限その実現を支援する姿勢で臨む．エビデンスやガイドラインを踏まえながら患者・家族と情報を共有し，方針を決定することが重要である．

Further reading　・伊藤真也，村島温子，鈴木利人（編）：向精神薬と妊娠・授乳，第 2 版．南山堂，2017

4 ケアの形

精神保健福祉法

岡崎伸郎

症例 ··

症例の概要

精神保健福祉法に基づく医療保護入院を行った統合失調症の症例.

学修のポイント

- 精神医療の基本法である「精神保健及び精神障害者福祉に関する法律(略称：精神保健福祉法)*1」に規定された以下の項目を習得する.
- 任意入院，医療保護入院，措置入院の区別について理解する.
- 医療保護入院の手続きと精神保健指定医の役割について学ぶ.
- 精神医療審査会への退院等請求制度について学ぶ.

症例提示

【症例】　52歳，男性

　　ICD-11：統合失調症

　　ICD-10：統合失調症(F20)

【受診時主訴】　隣人から嫌がらせをされる，何者かに尾行され盗聴される

【生活歴】　自営業の両親のもとに出生，同胞なし．高校卒業後，地元の会社に就職し，約10年間勤務した後はいくつかの職を転々とし，受診時は無職．結婚歴があるが数年で離婚し，子はない．両親と同居していたが，X−8年に父親が，X−2年に母親が病死してから単身生活．親の残したアパートの家賃収入で暮らしていた．

【現病歴】　X−15年，当時勤めていた会社の上司が政府と結託して自分を陥れ，某国に拉致しようとしているとの被害妄想，陰謀を企む人の声の幻聴などの精神症状が出現し，統合失調症の診断で精神科病院に医療保護入院*2した．約2か月で寛解して退院し，しばらく通院，服薬を続けていたが，両親が死去して単身生活となり援助する者もいなくなったことから，治療中断していた．X年6月頃から，隣人が故意に騒音を立てて嫌がらせをする，背後にある巨大な組織が自分を尾行したり盗聴したりするなどの観念を抱くようになり，外出も憚るようになった．X年10月頃から，妄想に基づいて隣家に出向いて苦情を訴えたり，深夜に大声で叫ぶなど，近隣住民も不安を感じるようになった．このため町内会長と民生委員が保健所に相談し，X年，住民数人と保健所職員に伴われて不承不承，受診した．

【入院時現症と入院の手順】　統合失調症の再発により被害関係妄想，思考吸

入，思考伝播，幻聴などが活発な幻覚妄想状態であり，入院治療が必要な状態であった．そのことを繰り返し説明したが病識はなく，頑なに治療を拒否した．このため指導医である精神保健指定医*3の診察を経て医療保護入院とし，精神科の閉鎖病棟に収容した．入院の同意者となれる家族等がないため，居住地の市長の同意による手続きをとった．また，法に規定する退院後生活環境相談員*4が指名され，以後のケースワークを担当することになった．精神保健指定医が，期限内に医療保護入院の入院届を県知事に提出した．

【治療経過】 抗精神病薬オランザピン 5 mg/日内服から開始し，2 週間かけて 15 mg/日まで増量した．入院 5 日後に精神運動興奮を呈し，他の患者に対しても危険な状態となったため，精神保健指定医の指示により隔離を行った*3．その 3 日後には精神運動興奮は概ね鎮静されたため隔離を終了した．しかしその後も病識が欠如した状態で入院に納得せず，精神医療審査会*5に電話で退院請求を行った．以後数週間かけて法に基づく審査が行われ，医療保護入院の継続が妥当との結果が出て本人に通知された．その後徐々に精神症状は改善し，幻聴が残るものの入院に同意できる状態となったため，入院約 2 か月後に任意入院*2に切り替え，医療保護入院の退院届を県知事に提出した．入院約 3 か月後にはほぼ寛解し，通院と服薬の継続も見込める状態となったため退院となった．以後，保健師の訪問によりサポートすることになっている．また今後の生活支援の一つとして，精神保健福祉手帳*6の申請を勧めた．

解説 ・・

精神保健福祉法(*1)

精神障害のある人や精神疾患のある人の権利を擁護し，精神保健・医療・福祉を推進するための法律．精神科病床で入院治療を行う場合，医療法に加えて精神保健福祉法を遵守しなければならない．戦後に制定された精神衛生法が 1985（昭和 60）年に大改正された精神保健法がルーツである．日本の精神科医療において患者の人権侵害が横行していたことを受けて整備された法律である．幾度かの改正を経てきたが，なお課題が多いといわれる．

精神保健福祉法に基づく精神科病床への入院形態(*2)

主として以下の 3 種である．
①任意入院：患者の意思による入院．原則として希望すれば退院できる．精神科入院の約 60%．
②医療保護入院：精神障害のため医療と保護が必要だが同意能力が欠如していたり治療を拒否する場合に，精神保健指定医の判断と法で定める家族等の同意によっ

て行う非自発的入院．家族等がない場合は市町村長が同意者となることができる．精神科入院の約40％．

③措置入院：精神障害のために自らを傷つけたり他人に危害を加えるおそれが逼迫している者を二名の精神保健指定医の判断に基づいて都道府県知事（政令市長）の命令により入院させるもの．精神科入院の約1％．

なお精神保健福祉法以外であるが，精神障害のため重大な他害行為を行った者を対象とする「心神喪失者等医療観察法」に基づく入院がある．

精神保健指定医(*3)

法に定める臨床経験と症例報告の審査などを要件とする精神科医の国家資格．医療保護入院や措置入院など非自発的入院の判断や入院中の行動制限（隔離・身体的拘束）の指示は，精神保健指定医でなければ行えない．

退院後生活環境相談員(*4)

精神障害者のケアには，医療だけでなく生活支援や各種福祉制度利用の補助などが必要である．特に非自発的入院患者の場合には，こうした役割を担う退院後生活環境相談員（主として精神保健福祉士）を指定することが義務付けられている．

精神医療審査会(*5)

特に非自発的入院中の精神障害者の権利擁護を目的として都道府県（政令市）ごとに設置されている公的機関．事務局は精神保健福祉センターにある．退院請求や処遇改善請求の審査の他，非自発的入院の入院届や定期病状報告の書面審査が行われている．患者は入院時に，精神医療審査会への請求権があることを書面で告知されなければならない．

精神保健福祉手帳(*6)

身体障害者手帳に相当する精神障害者向けの制度．1～3級までの等級があり，各種の福祉制度が利用しやすくなる他，税の控除や公共交通機関の運賃減免などのサポートを受けられる．医師（精神保健指定医ないし精神科の臨床経験をもつ医師が望ましい）の診断書を添えて本人が地方自治体に申請する．

なお精神保健福祉法以外の制度として，精神障害者の通院医療費を軽減する自立支援医療や障害年金などがあり，申請にはいずれも医師の診断書が必要である．

Take-home message

　近年，精神医療の現場では，患者層の高齢化，認知症性疾患の増加，身体合併症
の増加といった傾向が顕著になってきている．もともと精神保健福祉法は，身体的
問題の少ない青壮年期の精神病性疾患を想定しているため，運用しにくい面も出て
きている．

Further reading
・精神保健福祉研究会（監修）：四訂 精神保健福祉法詳解．中央法規出版，2016
・太田順一郎，岡崎伸郎（編）：精神保健福祉法改正．批評社，2014
・岡崎伸郎：医療保護入院問題の原点に立ち帰ること．精神医療 97：38-45，2019

4 ケアの形

精神科診療所の役割

紫藤昌彦

症例 ....

症例の概要

　症例は保健センターから紹介された未治療の統合失調症である．精神科診療所での外来治療によって病状は改善され，就労継続支援 B 型事業所につなげることができた．将来的には障害者雇用での就労を目指したい．

学修のポイント

- 精神科診療所における診療の実際を学ぶ．
- 外来での薬物療法，血液検査や心理検査などの意義について知る．
- 自立支援医療，就労移行支援，障害年金などの制度の概要を理解する．

症例提示

> 【症例】　40 代，男性
> 　　ICD-11：統合失調症，初回エピソード
> 　　ICD-10：統合失調症（F20）
> 【初診時主訴】　幻聴，うつ病かもしれない（本人）
> 【家族歴】　精神疾患の家族歴なし
> 【既往歴】　特記なし
> 【生活歴】　同胞二名の第二子．小中高校といじめられることが多かった．高卒後，浪人するも進学せず．精神科病院の看護助手 6 年，事務職 3 年などの職歴あり．両親は健在．姉は未婚で一人暮らし．本人も一人暮らし
> 【病前性格】　おとなしい，内向的
> 【現病歴】　X−4 年頃から「自殺しろ，笑っちゃいけない」など，指示されるような内容の幻聴が出現した．仕事は続けていたが X 年 2 月に退職した．9 月頃からは他人と視線を合わせるのが困難になり，前屈姿勢で生活するなど日常生活への影響が強くなった．保健センターに相談に行き，保健師の紹介で X 年 10 月に当院を初診された．
> 【初診時所見，診断・鑑別診断とその根拠，治療方針】　硬い表情で下を向き，視線を合わせない．本人は「前屈姿勢が癖になった，幻聴が聴こえる，うつ病かもしれない」という．身体疾患の既往なく，薬物使用も認められなかったので，初診時診断は症状と経過から統合失調症，初回エピソードとし，外来で薬物療法を開始することにした．

【治療経過】 本人に診断名を告知し、幻覚妄想への効果を期待して抗精神病薬のオランザピン 2.5 mg/日を経口投与した。X 年 12 月には、精神疾患の医療費を軽減する公的制度である自立支援医療の認定を受けた。同月の血液検査では、AST 39 U/L, ALT 52 U/L, γ-GTP 87 U/L, 総コレステロール 222 mg/dL, 中性脂肪 325 mg/dL, 尿酸 7.7 mg/dL と軽度の肝機能障害、脂質異常症、高尿酸血症を認めたので食生活の改善を促した。なお、血糖値は異常がなかった。オランザピンの服用で「悪口が減ってきている」と言うため、徐々に増量を試みた。X＋1 年 1 月に臨床心理士による心理検査(ロールシャッハテスト、文章完成テスト、風景構成法)を実施した。心理検査の結果を総合すると、自我の統合水準が低く、精神症圏＜精神病圏＞の可能性が強く窺われた。1 月にはオランザピンを最大量の 20 mg/日まで増量し、幻聴はさらに軽減した。7 月から就労継続支援 B 型事業所の通所を開始した。幻聴が多少気になるというものの、徐々に事業所の環境に馴染み、表情は和らぎ、意欲が高まった。10 月の血液検査では、AST, γ-GTP, 総コレステロールは正常値となり、ALT, 中性脂肪、尿酸も改善傾向を示した。X＋2 年 5 月に障害年金を申請し、8 月には受給が開始され、経済的に安定した。将来的には障害者雇用での就労を目指したいと考えている。

解説

保健センターとの連携

保健センターとは「市町村保健センター」のことで、住民に対し健康相談、保健指導など、地域保健に関する事業を行う機関である。地域における保健・医療・福祉の連携拠点としての役割が求められ、保健師がその活動の中心を担っている。担当の保健師は、相談者に医療が必要と判断した場合、地域のしかるべき医療機関に患者を紹介することがある。

初診診察の手順

精神科診療所における初診診察の手順を示す。家族歴、既往歴、生活歴、病前性格、現病歴などの情報を聴取し、初診時所見を記載し、診断・鑑別診断を検討し、治療方針を立てる。未治療例の場合、診断は暫定的なものになることもあるが、精神科医師としての見立てと大まかな治療方針、通院や薬物療法が必要な場合はその旨を患者に伝え、次回の来院の約束をする。

定期的な通院が始まったら、血液検査など、外来でできる検査を行う。精神疾患の患者は生活習慣病を有している人が多い。また、抗精神病薬の副作用として、眠気、口渇、起立性低血圧、めまい、便秘、性機能低下、体重増加などが起こる場合がある。特にオランザピンは糖尿病の副作用があるので、血糖値のモニターは必須

である．また，状況に応じて食生活や運動習慣の改善を指導する．

治療・支援の流れ

　少量の薬物療法から開始するが，病状を確認しながら徐々に増量し，場合によっては薬物の変更を行うこともある．薬物療法が奏効して，精神状態が安定してきたところで，臨床心理士に心理検査を依頼することがある．ロールシャッハテスト，文章完成テスト，風景構成法などの人格検査は，患者の心理学的理解に役立ち，診断や治療の参考になる．

　抗精神病薬は統合失調症の幻覚や妄想など陽性症状の改善に有効なことが多いが，感情鈍麻，意欲減退など，陰性症状への効果は限定的である．そこで，患者の意欲の改善を図るために，就労継続支援事業所を利用することにした．就労継続支援事業には雇用契約を結んで利用するA型と，結ばないで利用するB型がある．

　B型事業所の通所者は，障害年金の受給や障害者雇用での就労を目指す人が多い．障害者雇用とは，障害者雇用促進法に基づく制度で，障害者が能力と適性に応じて働くことができるよう，事業体や自治体などが障害のある人を雇用する制度で，原則障害者手帳の所有が条件となる．

Take-home message

　精神科診療所は患者にとって最も身近な医療機関で，精神科医療の第一歩になることが多い．精神科に抵抗のある患者も多いので，診療所医師は患者の安心感や信頼感の獲得に努める必要がある．

Further reading
・紫藤昌彦：精神科診療所における多職種連携．精神科多職種チームの協働企画第3回．精神神経学雑誌 120：430-435, 2018
・紫藤昌彦：精神科クリニックの現状と課題—大都市の場合①．原田誠一（編）：外来精神科診療シリーズ—メンタルクリニックのこれからを考える．pp76-80, 中山書店, 2018

5章 トピックス

1 治療の展開

認知行動療法

大野 裕

　認知行動療法は，認知，つまり脳の情報処理過程に働きかけて心を軽くし，問題解決できるように手助けする構造化された精神療法である．最初はうつ病に対する精神療法として開発され，その後，不安症や強迫症，PTSD，摂食症＜摂食障害＞，統合失調症などさまざまな精神疾患の治療法の一つとして，そして慢性痛などの身体疾患のアプローチの一部として，さらには職域や地域，学校でのストレス対処法として活用されている．

　認知に焦点を当てるというと，認知行動療法は単に考えを切り替えさせる方法だと誤解されることがある．しかし，決してそうではなく，現実の問題に直面したときに，問題解決を妨げている認知や行動に働きかけることで問題に対処する力を伸ばしていくアプローチである．

　認知行動療法では，まず全人的な理解(概念化，定式化)に基づいて温かく信頼し合える関係を築き，核となる心理的課題に関連した問題に患者と一緒に取り組む．そして，患者自身の体験を通して(協働的経験主義)問題解決能力を高めていく．

　その過程では，患者が，問題に直面したときのとっさの判断(自動思考)から距離をとって(ディスタンシング)，今に目を向け(マインドフルネス)，情報を収集して自分の考えを検証し(認知再構成)，問題に対処するために必要な行動をとれるように手助けする．著しい気力の低下や不安のために回避行動が起きている場合には，喜びややりがいを感じる健康行動を徐々に増やしたり(行動活性化)，不安な状況に足を踏み入れて自分の考えを検証したりする(曝露)．

　近年は，定型的(高強度)認知行動療法だけでなく，書籍などの資材や集団(集団認知行動療法)を活用したり，インターネットやチャットボットなどのITを利用したり(インターネット支援型認知行動療法，ブレンド認知行動療法)するなどして，より簡便に，しかも効果的に実施できる簡易型(低強度)認知行動療法も開発されている．

1　治療の展開

アウトリーチ

伊藤順一郎

　精神科アウトリーチは，地域精神医療においては欠かせない方法論である．

　入院中心の精神医療を進めてきたわが国においては現在発展途上であるが，精神医療の世界基準においては「当たり前」といってもよい方法である．

　定義をざっくりと述べれば「精神科医療従事者が患者の生活圏におもむき，彼らが生活を維持できるように，治療・支援を行うこと」である．

　これを積極的に提供することで，人々は地域の中で危機を乗り越えることができ，不必要な入院や長期の未受診を避けることができる．

　対象者は多様であるが，大きくは次の二つである．一つは，今まで精神医療にかかっていたが，精神症状や身体の状態のために，通院を続けることが難しくなってしまった人々で，長期入院や頻回入院などのために生活能力が落ちて，定期的な通院が独力では難しくなっている人々である．もう一つは，受診歴がなく，あるいは中断しており，いわゆる「ひきこもり」の状態に陥っており，精神疾患の存在が疑われる人々である．

　このような人々への支援は，病棟で行われる支援と全く異なる．第一に強制力を働かせるということはない．全ての始まりは関係づくりであり，そのためには患者を生活する一人の人間として認め，彼らの苦悩に耳を傾け，病を彼らの人生の歴史の文脈から理解しようとする姿勢が必須である．そのうえで，精神療法，薬物療法にとどまらず，さまざまな支援が提供されるが，基本は彼らが安心感，安全保障感のある環境で過ごせる場づくりを丁寧に行うことである．

　支援の目標は，治癒よりもまず，「病がありながらも生活が維持できること」が優先される．そのためには，症状にとらわれることなく，彼らの能力，生活をするうえでの希望に焦点を当て，それらを活かすケアが肝要である．また，家族，友人など患者の周囲の人々も視野に入れ，協力関係を作ることもポイントである．

　人は社会的存在であることを忘れてはならない．

ニューロモデュレーション (m-ECT, rTMS)

中村元昭

　m-ECT（modified electroconvulsive therapy, 修正型電気けいれん療法）は，交流電流を用いて経頭蓋的に脳内に電流を流し，全身けいれん発作を誘発する治療技法である．人命救助としての位置付けであり，精神科救急では必須の治療である．修正型は，静脈麻酔薬と筋弛緩薬を用いて麻酔科医の全身管理下に実施することを意味する．週に2〜3回実施して，計6〜12回で終了するのが標準的である．速効性が高く，効果量（0.9程度）や反応率の高さ（7〜8割）は精神科治療の中で最大である．適応症はうつ病，双極症＜双極性障害＞，統合失調症と広範囲にわたるが，適応となる病態は切迫した重症例に限定される．m-ECTの一次的適応は，①昏迷などのカタトニア，②切迫した希死念慮，③切迫した症状（激しい焦燥など），④気分症＜気分障害＞の精神症＜精神病＞症状（微小妄想など），⑤切迫した身体合併症のため精神科薬物療法が困難な状況などが挙げられる．m-ECTの副作用として，一過性ながらも健忘（逆行性，前向性）は比較的出現頻度が高く，最小化の工夫が重要となる．かつて使用された定電圧式のサイン波刺激装置と比較して，現行の定電流式の矩形波刺激装置は脳への影響を最小限に抑えることで健忘などの副作用を軽減している．迅速で確実な改善が望まれる切迫した状況では，両側性の電極配置が選択され，健忘などの副作用軽減を重視する状況では，右片側性の電極配置や超短パルス波が選択される．

　rTMS（repetitive transcranial magnetic stimulation, 反復経頭蓋磁気刺激）療法は，変動磁場を用いて大脳皮質を効率的かつ局所的に電気刺激する治療技法である．人工的なけいれん誘発は不要であり，安全性・忍容性に優れている．わが国では2019（令和元）年6月に保険収載され，うつ病治療の選択肢の一つになろうとしている．保険医療におけるrTMS療法の対象は「既存の抗うつ薬による十分な薬物療法によっても，期待される治療効果が認められない中等症以上の成人（18歳以上）のうつ病」とされている．刺激プロトコールは，左背外側前頭前野に対して高頻度（10 Hz）で3,000回の刺激を行う．薬物療法による効果が不十分なために社会復帰が困難で，残存する抑うつ症状のために認知行動療法や精神科リハビリテーションを継続できないが，m-ECTを実施するほどに重症ではない，という状況においてrTMS療法が選択される可能性が高い．有効性に関しては，効果量が中等度（0.5程度，抗うつ薬と同水準）で，治療反応率（3〜4割）と寛解率（2〜3割）はm-ECTに比べると控えめである．頻度が高い副作用としては，刺激中の頭皮痛が3〜4割認められ，運動閾値の高い症例では対策が必要となる．重篤な副作用としてけいれん発作があり，危険率は0.1％未満であるが，リスク最小化のための事前対策が必要となる．rTMS療法は神経回路選択的に可塑性を誘導するニューロモデュレーション技法であり今後の技術発展も期待される．m-ECT同様に，脳の神経細胞に生じる変化がどのように臨床効果に結びつくかについては，さまざまな仮説が考えられている．

1 治療の展開

精神疾患の予防

鈴木道雄

　精神疾患の予防は、一般に、一次予防（発生の予防）、二次予防（早期発見・早期治療）、三次予防（再発予防）に分けられるが、ここでは主として二次予防について述べる。統合失調症、気分症＜気分障害＞、不安症、食行動症＜食行動障害＞など多くの精神疾患が思春期に発症するため、若年者に対する取り組みが特に重要である。

　統合失調症においては、明らかな精神症＜精神病＞症状が顕在化してから必要な治療が開始されるまでの未治療期間が長いと、さまざまな臨床転帰や社会的転帰が不良となるため、早期診断・早期治療の重要性が広く認識されている。これは精神疾患全般に当てはまることであり、早期に充実した医療資源を投入し、包括的な治療を提供することが効果的である。

　若年における精神疾患のごく早期には、臨床症状は軽度で未分化であり、同様の症状を示していてもその後の経過は多様であるため、特異的な診断は困難な場合が多い。また、疾患と正常な反応との境界も曖昧であることが少なくない。そのため、診断においては、援助希求性や生活機能への影響に着目して治療や支援の必要性を見極めること、病名にこだわらずに疾患横断的に病状を把握することが重要である。治療においては、症状・状態に応じて、必要な薬物療法、心理社会的治療、生活支援などを個別的に提供する柔軟な対応が求められる。症状の変化に早期に対応して、悪化・進行や社会機能の低下を防ぐ視点も重要である。

　2022年の高等学校学習指導要領改定において「精神疾患の予防と回復」が含まれることになった。精神保健リテラシーが向上し、精神保健に配慮した社会環境の実現やストレス対処スキルの向上、早期の適切な援助希求行動が促され、精神疾患の一次予防・二次予防が進展することが期待される。

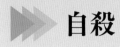

2 社会的な側面

自殺

河西千秋

自殺の危険因子

　日本は先進国有数の高自殺率国である．自殺者や自殺未遂者のほとんどが，受診の有無に関わらず精神疾患を有していることからも，精神科医療に携わるものは，自殺予防対策に習熟していなければならない．とはいえ，自殺の危険を予測し得る評価尺度は存在しない．代わりにおさえておくべき「自殺の危険因子」を**表1**に提示する．危険因子を踏まえたうえで精神保健福祉モデルを多職種協働で丁寧に実践することが，すなわち自殺予防につながる（**図1**）．

自殺対策のトピックス

　医療において実装化されている自殺対策，国内外で注目されている対策について紹介する．

自殺未遂者への治療的対応

　わが国で実施された多施設共同無作為化比較試験（ACTION-J研究）が，世界で初めて自殺未遂者の自殺再企図抑止のエビデンスを明らかにした．未遂患者に対する精確な精神医学的評価を実施したうえで，自殺念慮の有無や切迫性を確認し，ケース・マネージャーの助けを借りながら精神科治療へのアドヒアランスを堅持し，社会資源を有効に活用しながら自殺企図に至った生活問題などの解決を図ることで自殺の再企図は抑止されることが明らかとなった[1]．この介入法は，2016（平成28）年度から「救急患者精神科継続支援料」として診療報酬項目化され，診療報酬要件研修会（日本自殺予防学会主催）で修得することができる[2,3]．

表1　**自殺の危険因子**

表出	絶望感，無力感，自殺（希死）念慮
出来事	離別・死別，喪失，経済的破綻，心的外傷体験
家族歴	親族の自殺
健康面	精神疾患，慢性・進行性の疾患，疼痛，病苦
既往	自殺未遂，自傷行為
環境	自殺手段が身近にある，自殺を促す情報への曝露，孤立・支援者の不在

- 精神状態のアセスメント
- 自殺念慮の確認と危険度のアセスメント
- 支援の約束，支援継続の約束
- 物理的保護，危険因子の低減と保護因子の量的・質的強化
- その患者さんが「いま・ここで」必要としている支援の導入とそのためのコーディネート
- 患者自身のセルフ・ケア能力の涵養
- 支援の有効性のチェックと支援内容の見直し

図1　自殺予防のためのアセスメントと介入

病院内の自殺予防と事後対応

　一般病院・精神科病院内で自殺事故が生じることがある．一般病院で最も多いのはがん患者の自殺事故であり，その多くに，直前に身体や精神状態の不安定，自殺念慮の表出や精神疾患の発症を疑わせる持続的な睡眠の障害が認められていた[4]．他の調査により，がんの診断後1年以内の患者の自殺の相対リスクが著しく高いことも報告され，2017（平成29）年に改訂された第3次がん対策推進基本計画（厚生労働省）の中で，初めてがん患者の自殺予防対策の必要性が明記された．計画では，がん拠点病院のがん相談支援センターを中心とした取り組みが提示され，具体的な自殺予防のための介入方略の開発が進められている．

文献　1）Kawanishi C, Aruga T, Ishizuka N, et al：Assertive case management versus enhanced usual care for people with mental health problems who had attempted suicide and were admitted to hospital emergency department in Japan（ACTION-J）：a multicentre, randomised controlled trial. Lancet Psychiatry 1：193-201, 2014
　2）日本自殺予防学会 Web サイト（http://www.jasp.gr.jp/）．最終アクセス：2020 年 2 月
　3）日本自殺予防学会（監修）：救急医療から地域へとつなげる自殺未遂者支援のエッセンス—HOPE ガイドブック．へるす出版，2018
　4）河西千秋，井上佳祐，大塚耕太郎，他：病院内の入院患者の自殺事故調査．患者安全推進ジャーナル 45：83-91，2016

２ 社会的な側面

産業精神保健・リワーク

井上幸紀

　精神疾患での労災認定が増加するなど，職域でメンタルヘルス対策が重要となっている．うつ病など頻度の多い精神疾患への職場理解は増しているが，幅広い精神疾患への理解は十分ではない．精神科医は職域とどのように関わるのであろうか．

　まず主治医と産業保健スタッフなどの職域の立場の違いを理解する必要がある．職域問題にはアブセンティーズム（病欠・休職による損失）とプレゼンティーズム（出勤しているが生産性低下）があり，後者の影響が極めて大きい．医師は病気（疾病性）に注目するが，職域では適正就労できない状態（事例性）に注目する．復職でも主治医は疾病性から判断するが，職域は安全配慮義務から事例性で判断するため，時に判断が異なる．判断補助として復職時に試し出勤制度を利用する場合もある．職場協力で模擬出勤（勤務時間帯で在宅軽作業など）・通勤訓練・試し出勤（職場にリハビリ出勤）なども行うが，制度がない場合など，医療機関のデイケアとして認知行動療法を含めた復職トレーニングを数か月受け，適応を上げる「リワーク」なども注目されている．さらに，精神疾患の知識が限定的である職域は国の出している指針や手引きを重視するという理解も必要である．「事業場における労働者の心の健康づくりのための指針〔2000（平成12）年〕」「心の健康問題により休業した労働者の職場復帰支援の手引き〔2004（平成16）年〕」などの共通理解は精神科医と職域の連携に役立つ．

　最近は精神科医が産業医をする場合も出てきた．その場合，通常の産業医業務の中で専門性を活かし，ストレスチェックなどでメンタルヘルス不調の一次予防，早期発見・対応の二次予防とともに，再発防止で主治医と連携する三次予防にも関与する．働き方改革など常に職域は変化し，それに伴い国から対策が出され，時に労働者の病態やその対応にも影響が及ぶ．精神科医も社会環境の変化と精神面への影響に常に注意することが必要である．

2 社会的な側面

アンチスティグマ

秋山 剛

　アンチスティグマとは，「（精神疾患への）偏見を和らげる」という意味である．スティグマは，社会からの偏見と精神疾患経験者自身がもつセルフスティグマの二つに分けられる．社会からの偏見を和らげるには，地域，産業，教育，メディアなどの分野で，「精神疾患は治る」というメッセージを伝えることが重要である．

　一方，精神疾患を経験している人が，「自分は精神疾患に罹ったからもうダメだ」と思い込むセルフスティグマは，その人の人生により深刻な影響を与える．精神科医は，社会からの偏見はすぐに改善できないが，自分が治療している人が，セルフスティグマをもたないように働きかけることは可能である．むしろ可能というよりも，主治医としての責務である．診断，予後について説明するときは，科学的に平均の状態について説明するのではなく，平均より一標準偏差くらいよい状態について説明するべきである．なぜなら，精神疾患を経験している人は，心理的なショックを受けているために，医師の説明を割り引いて理解するからである．一標準偏差くらいポジティブな情報を伝えて，ようやく科学的に平均の状態として理解してもらえる．

　また，服薬継続の必要性を説明するときにも，「ずっと薬を飲んでください」と言うだけでは，相手は「一生治らない病気に罹った」と思い込んでしまう．「適切に服薬をしてもらえば，かなり普通の生活が送れます」「自分の努力で，薬の量を少し減らすことも不可能ではありません」などと励ましを与えるべきである．重要なことは，「精神疾患はよくなる病気であり，よくなるための努力が可能であり，あなたは決して無力ではない」と伝えることである．

　偏見が生じるのは，「精神疾患はよくならない」というイメージをもたれるからである．何よりもよいアンチスティグマは，精神科医が精神疾患をよくすることである．アンチスティグマのために，精神科医が臨床的にできることは多い．

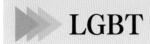

2 社会的な側面

▶▶ LGBT

康 純

LGBT の L は Lesbian，G は Gay，B は Bisexual，T は Transgender を示している．L，G，B は性指向が同性(L，G)または両性(B)に向いていることを表し，T は自分のジェンダー・アイデンティティが指定された性別とは違うことを表している．しかし，男性でも女性でもない，あるいはどちらでもあるという X ジェンダーや，恋愛の対象がないアセクシュアルなど多様な人たちのいることが知られている．トランスジェンダーは当事者たちが使い始めた言葉で，その精神病理性を否定し，ジェンダーの移行を肯定して性別の二分化にも疑義を呈する概念である．

同性愛は ICD-10[1] や DSM-Ⅲ-R[2] で精神医学の診断から完全に外された．性同一性障害(Gender Identity Disorder)は DSM-5[3] では Gender Dysphoria(性別違和)に変更され，ICD-11[4] では「精神，行動または神経発達の疾患」から新しく作られた項目である Conditions related to sexual health(性の健康に関する状態)に移されて，診断名も Gender Incongruence(性別不合)に変更されることになった．

このように多様な性に対する認知は広がり，理解も深まってきているが，なお偏見は根強く，小さな頃からいじめにあっている当事者は多い．物心がついた頃からマイノリティ特有のストレスを受けながら成長していくために，自分自身が自分の性のありようを否定的に捉えてしまうホモフォビア(同性愛嫌悪)やトランスフォビア(トランスジェンダー嫌悪)が内在化して，自尊感情が非常に低くなっていることがある．

精神科医は性の多様性を理解し，社会の中にある偏見に目を向けて，当事者の自己肯定感の低下や，生活全般にわたる不安に配慮しつつ，常に敏感かつ擁護的に対応する必要がある．

文献
1）World Health Organization：The ICD-10 Classification of Mental and Behavioural Disorders：Clinical descriptions and diagnostic guideline. WHO, Geneva, 1992
2）American Psychiatric Association：Diagnostic and Statistical Manual of Mental Disorders, third edition-revised. American Psychiatric Association, Washington DC, 1987
3）American Psychiatric Association：Diagnostic and Statistical Manual of Mental Disorders, Fifth Edition. American Psychiatric Association, Washington DC, 2013
4）World Health Organization：ICD-11：International Classification of Diseases 11th Revision(https://icd.who.int/dev11/l-m/en#/http%3a%2f%2fid.who.int%2ficd%2fentity%2f411470068). 最終アクセス：2020 年 1 月

2 社会的な側面

ひきこもり

斎藤 環

「ひきこもり」は診断名や臨床単位ではなく，一つの「状態 condition」を指す言葉である．厚生労働省研究班は，その状態を以下のように定義した．①6か月以上社会参加していない，②非精神症性＜非精神病性＞の現象である，③外出していても対人関係がない場合はひきこもりと考える．

2016（平成28）年と2019（令和元）年に発表された内閣府の調査結果は，日本全国で100万人以上の人がひきこもっている可能性を示唆しつつ，青年期の問題とされてきたひきこもりが，すでに全世代の問題となっている現状を明らかにした．ひきこもり期間の長期化と，当事者や家族の高齢化も深刻な問題である．

ひきこもりの原因や契機としては，学業成績の低下や受験の失敗，不登校や退職など，さまざまな挫折体験が挙げられる．典型的な経過としては，いじめを契機に不登校となり，学籍を失って自宅にひきこもり続けるうちに対人恐怖や強迫症状，抑うつ気分などが出現してひきこもり状態が遷延化していく，といったものがある．

ひきこもりは診断的には「自閉スペクトラム症」や「パーソナリティ症＜パーソナリティ障害＞」と誤診されやすいが，生活歴を慎重に聴取すれば鑑別はそれほど困難ではない．被害妄想を訴えるような事例が統合失調症と誤診されやすい点にも注意が必要である．

ひきこもり支援においては，精神医療も有力な選択肢の一つである．厚生労働省のガイドライン[1]にもある通り，段階的な支援策が有効である．ただし，最初に相談窓口に来るのは本人ではなく家族であることがほとんどであり，家族会参加や家族相談は極めて重要である．これ以降の段階は，家族相談 → 個人療法 → 集団療法 → ソーシャルワークという流れになる．その詳細についてはガイドラインもしくは成書[2]などを参照されたい．

文献　1）厚生労働省：ひきこもりの評価・支援に関するガイドライン．2010
　　　2）斎藤環，畠中雅子：ひきこもりのライフプラン．岩波書店，2012

2 社会的な側面

在日・居留外国人

在日・居留外国人への精神科医療は，訪日観光客の急増だけでなく，在留カードを有するもしくは特別永住者などの中・長期労働者，医療目的で日本を訪れる外国人などさまざまな背景があり，中でも精神科医療機関を訪れる外国人で最も多いのは中・長期労働者である．厚生労働省による「外国人雇用状況の届出状況まとめ」では，日本で働く外国人労働者の国籍は中国，ベトナム，フィリピン，ブラジルの順に多かった．これらの国籍からもわかるように，英語だけでなく，中国語やベトナム語，タガログ語，ポルトガル語などさまざまな言語への対応が求められており，これら全てに個人単位で対応することは困難を極める．このような状況の中で，翻訳アプリなどのモバイル機器や 24 時間 365 日対応の電話・ビデオ通訳サービスなどさまざまなツールを利用し対応しているが，精神科医療としてはこのような翻訳だけでは十分とはいえない．また，宗教的・文化的な背景の違いにも配慮が必要であり，食事（イスラム教ではハラルフードなど）や入浴（人前で裸になるなど）といったことから，精神疾患に対する患者の態度や理解の違い，薬物治療に対する考えの違いも常に頭に入れておかなければならない．

次に，日本の精神科医療システムは他国と異なるため，同意書や告知文書の説明が難しい．都立松沢病院の Web ページ（https://www.byouin.metro.tokyo.lg.jp/matsuzawa/formedical/admissionform.html）には英語，中国語，韓国語，フランス語，スペイン語とタガログ語に翻訳された入院告示や行動制限に関わる様式が掲載されているので，必要なときには利用できる．しかし厚生労働省の承認を得たものではないこと，日本語も並列しているため外国人には「日本語では何を書かれているのか」とストレスを抱かれる可能性があることに注意すべきである．また，精神保健福祉法の日本語の書面に，医療保護入院の家族等の署名や任意入院の本人の署名が入院に際して求められていることは，人権上の問題があることを指摘したい．日本は外国人への対応といった観点では，世界からみると遅れをとっているため，精神科医療機関への外国人の受診を含めた現在の課題や問題点を明確にし，今後の取り組みを進めていかなければならない．

2 社会的な側面

処方薬依存

成瀬暢也

　近年，処方薬の乱用・依存が深刻な問題となっている．現在の主たる問題薬物は，覚せい剤に次いでベンゾジアゼピン系鎮静薬であり[1]，わが国は欧米諸国に比べ，その処方量の多さと多剤処方，長期処方の問題が指摘されている．自殺との関連，高齢者への使用問題への配慮も要する．鎮痛薬，特に強オピオイド鎮痛薬は，がん性疼痛に限った適応から慢性疼痛に拡大された．今後はがんサバイバーの依存問題も懸念される．興奮系では，ADHD治療薬であるコンサータ®，ビバンセ®などの流通管理が課題となる．処方薬患者は，薬以外の対処方法を試みようとせず，即効性の高い薬を過量に服用する．急性中毒による種々の問題の他，ストレス耐性が低下し生活が困難になっていく．

　依存症の背景には対人関係の問題がある．虐待や性被害など深く傷ついている患者も多い．依存症患者の薬物使用は，「人に癒されず生きにくさを抱えた人の孤独な自己治療」といえよう．回復には，「安心できる居場所」と「信頼できる人間関係」が必要である．処方薬依存の治療には，患者を責めることなく，乱用の有無ばかりにとらわれず，背景にある「生きづらさ」「孤独感」「安心感・安全感の欠如」などを見据えた関わりが必要である[2]．

　処方薬の大半は医療機関で入手される．「正当な治療」として医師から処方されているため患者の問題意識は低い．依存症患者の治療の困難さを考えると，処方薬依存を作らないことが重要である．医師は安易に処方薬を出すだけの治療に陥ることなく，患者と信頼関係を築き，薬物療法以外の方法も提供する姿勢が求められる．患者は人に癒されないから薬に向かうことを忘れてはならない．

文献　1）松本俊彦，宇佐美貴士，船田大輔，他：全国の精神科医療施設における薬物関連精神疾患の実態調査．平成30年度厚生労働科学研究費補助金医薬品・医療機器等レギュラトリーサイエンス政策研究事業総括─分担研究報告書，2019
　　　　2）成瀬暢也：薬物依存症の回復支援ハンドブック．pp93-106，金剛出版，2016

医療観察法

五十嵐禎人

医療観察法(「心神喪失等の状態で重大な他害行為を行った者の医療及び観察等に関する法律」)は，心神喪失などの状態で殺人，放火などの重大な他害行為を行った者(対象者)に対して，継続的かつ適切な医療の実施とその確保のために必要な観察および指導を行うことによって，病状を改善し，同様の他害行為の再発防止を図り，社会復帰を促進することを目的とした法律である.

心神喪失・心神耗弱者と認定され刑を免れた対象者について，検察官は，地方裁判所に対して審判の申立てを行う. 対象者を鑑定入院医療機関(精神科病院)に入院させ，医療観察法による医療の要否に関する精神鑑定(医療観察法鑑定)が行われる. 処遇の決定は，地方裁判所に設置される裁判官と精神保健審判員(精神科医)各一名からなる合議体によって行われる. 合議体は，医療観察法鑑定書を基礎とし，社会復帰調整官作成の生活環境調査報告書，精神保健参与員(精神保健福祉士など)が選任されている場合にはその意見などを総合したうえで，決定を行う. 決定には，入院決定，通院決定，本法による医療を行わない(不処遇)，の3種類がある.

入院決定を受けた対象者は，指定入院医療機関に入院する. 指定入院医療機関では，多職種協働チームによって，対象者自身が疾病および疾病と対象行為との関連を理解し，必要な医療および援助を自ら求め，同様の他害行為を行うことなく，安全に地域社会生活を営むことを目的として，種々の治療が行われている. なお，退院・入院継続については，裁判所による決定が必要である.

通院決定を受けた対象者は，保護観察所による精神保健観察に付され，指定通院医療機関に通院する. 保護観察所は，指定通院医療機関の管理者などと協議のうえ，処遇の実施計画を策定し，社会復帰調整官が対象者の観察・指導などを行う. 精神保健観察の期間は原則3年間であるが，裁判所の決定により2年を超えない範囲で延長することが可能である.

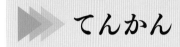

2　社会的な側面

てんかん

渡邊さつき，渡辺雅子

　てんかんは大脳神経細胞の過剰興奮により発作症状を呈する神経疾患である．神経疾患なので精神科とは関係ないと考えられがちだが，診断や治療において精神科領域とオーバーラップする部分があり，精神科医が主体的に対応すべき分野である．

　診断場面においては，非けいれん性てんかん重積の軽い意識障害，辺縁系を焦点とする意識保持焦点発作（パニック発作様症状，情動発作など）などが，精神疾患の症状と判断されて精神科に紹介されてくることがある．その一方で，不十分なてんかんや脳波の知識に基づき，非てんかんをてんかんと診断したケースも見受けられる．その代表例が変換症/転換性障害（ICD-11 では解離症群の亜型）である．てんかんと脳波判読の正しい基礎知識をもつことが重要である．

　てんかんと診断された患者にはさまざまな心理社会的な変化が生じる．例えば，いつ発作が起こるかわからない不安，社会の偏見，セルフスティグマに基づくショック，一時的に運転が制限されることによる不利益（時に退職せざるを得ないことも），結婚・妊娠・出産への不安，抗てんかん薬の副作用への不安，などが挙げられる．患者や支援者に正しい知識を伝え，必要に応じて精神療法や支援制度の紹介を行う．将来的に妊娠の可能性がある女性には胎児への影響が少ない薬剤を選択する．

　てんかんの治療というと，発作に注目しがちであるが，てんかん患者には精神疾患が合併しやすいことや抗てんかん薬の副作用として精神症状が出現することがあることから，精神科の知識が必要になる場面が少なからずある．難治例や専門性の高いてんかん治療が必要なケースに関しては他科やてんかん専門医との連携を行う．運転免許に関する法制度や諸手続き，てんかん患者が利用できる社会資源（自立支援医療，精神障害保健福祉手帳，障害年金など）とそれらの診断書作成の留意点なども理解しておくべきである．

3 研究の展開

画像研究

村井俊哉

　精神科臨床では MRI（magnetic resonance imaging），PET（positron emission tomography）など の脳画像機器が広く用いられているが，精神疾患の病態研究においても，これらの 機器は重要な役割を果たす．これらは実験動物，人のいずれにも適用可能であるが， 人を対象にその生体情報を幅広く収集できることが，脳イメージングの強みであ る．臨床用機器を研究用にも利用することが多いが，撮像法や解析においては，臨 床では用いない先端的方法を用いる．

　画像研究は主として，①形態イメージング，②分子イメージング，③機能的イ メージングに分けられる．

①形態イメージングでは主に MRI を用いる．3 次元方向に 1 mm 前後の空間解 像度で全脳を撮像できるため，局所脳体積や脳回・脳溝構造の高精度の計測が 可能となる．また，個人差の大きい脳の形態を標準化する技術が開発されてお り，精神疾患群としての特徴の解析や，多施設共同での大量データの解析が可 能となる．加えて，拡散イメージングという MRI 撮像法を用いることで，白 質走行の計測が可能となる．

②分子イメージングは，主に PET を利用する．ドパミン，セロトニンなどの各 種神経伝達物質の受容体などを，標的分子への結合能をもつ放射性リガンドを 用いることで画像化する．

③機能的イメージングは，主に functional MRI（fMRI）と呼ばれる方法を用いる． 何らかの認知・心理的課題を実施中の脳活動を可視化できるため，精神疾患に おける脳機能の病態を評価することが可能となる．また，安静時 fMRI という 手法では，被験者は特別な認知・心理課題を実施するわけではないが，複数の 脳領域の共同での活動を可視化できる．精神疾患の多くでは，脳領域間の連絡 の異常，連動しての活動の異常が想定されている．そのため，安静時 fMRI は， 上述の拡散イメージングとともに，今日，精神医学領域の画像研究において極 めて有力な方法となっている．

3 研究の展開

遺伝子研究

加藤忠史

　精神疾患の多くには，遺伝要因が関与することが双生児研究などから明らかにされている．特に遺伝要因の関与が大きな疾患としては，自閉スペクトラム症，双極症＜双極性障害＞，統合失調症などがある．これらの疾患について，頻度の高い多型との関連を網羅的に調べるゲノムワイド関連研究，まれながら効果の大きな変異を網羅的に調べる全エクソーム／全ゲノム解析，コピー数変異(CNV)解析などが盛んに行われ，過去10年の間に大きな進歩を遂げた(20世紀までは，少数例の患者で候補遺伝子の多型を調べる研究が盛んに行われたが，こうした研究には再現性がないことが明らかとなり，現在では，数千人以上でゲノム全体を網羅的に調べる研究が主流となっている)．

　その結果，精神疾患の遺伝要因には，頻度の高い多型，CNV，まれな点変異，デノボ変異(両親にはなかったいわゆる突然変異)，全身に存在するモザイク変異，脳組織特異的な体細胞変異など，さまざまなゲノム要因が全て関与していることがわかってきた．こうした多様な遺伝要因が総体として精神疾患のリスクに関わることを，遺伝的構造(genetic architecture)と呼ぶ．

　精神疾患と関連する多型は，多くの場合，一つひとつの効果量は小さく，数千の関連遺伝子が総体としてリスクとなっていると考えられている．関連している多くの遺伝子多型から計算した，その疾患への遺伝的リスクの程度の指標は，ポリジェニックリスクスコア(PRS)と呼ばれる．PRSと臨床指標との関連が盛んに研究されており，例えば双極症患者のうち統合失調症のPRSが高い者は炭酸リチウムが効きにくいといったような，これまでの臨床研究の結果を支持する知見が多く得られている．

　一方，まれな変異やデノボ変異は，動物モデルや細胞モデルを作ることにより，病態解明につながるものと期待される．

3 研究の展開

ケースレジストリ

中込和幸

　ケースレジストリとは，「患者が何の疾患でどのような状態で存在しているかを集めたデータバンク」と定義される．がん領域では産学連携全国がんゲノムスクリーニング SCRUM-Japan が構築され，ゲノム解析の結果をもとに企業・医師主導治験への登録の推進や，質の高いコントロールデータによる開発試験や新薬承認審査の効率化に活かされている．

　精神科領域では，精神症状に依拠した操作的診断基準が汎用されているが，その妥当性は低い．同一診断内に多様な病態が混在し，そのために病因・病態解明研究は停滞している．米国では，診断を超え，特定の神経回路に関連づけられた機能ドメイン（症候）を中心に据えた研究手法が取り入れられている．すなわち，各機能ドメインに関わる遺伝子，分子，細胞，神経回路，生理，行動の各解析ユニットから，その生物学的基盤を解明する方向へ転換している[1]．そうした研究を進めるには，幅広い診断カテゴリーにまたがる機能ドメインの異常をきたす生物学的病態を明らかにすることが求められ，大規模なケースレジストリによる研究基盤が必要となる．

　2018（平成30）年度に「精神疾患レジストリの構築・統合により新たな診断・治療法を開発するための研究」が日本医療研究開発機構 障害者対策総合研究事業（精神障害分野）に採択され，国立精神・神経医療研究センターと日本精神神経学会が中心となって，オールジャパン体制でその準備が進められている．レジストリデータとして，人口統計学的情報や基本的な臨床情報（診断，病歴，治療歴，既往歴，処方など）に加えて，神経回路に関連づけられた機能ドメインに基づく臨床情報を収集し，生体試料・情報と連結するため，生物学的に均質な対象を抽出しやすい．また，縦断的な経過を追跡することで，治療反応性や転帰に影響を及ぼす臨床・生体情報を特定できる．均質な集団の病態を解明することで，医薬品や医療機器，再生医療等製品などの新規医療技術の開発につながる．その実現のためには，臨床情報，生体試料・情報の質の担保が重要であり，精神科医師の診療能力は成功の鍵となる．

文献　1）Insel T, Cuthbert B, Garvey M, et al：Research domain criteria（RDoC）：toward a new classification framework for research on mental disorders. Am J Psychiatry 167：748-751, 2010

3 研究の展開

▶▶▶ 症例報告

久住一郎

　症例報告は，あらゆる形式の論文の基本であり，通常，臨床研修医が初めて論文を執筆する際に必ず通る関門の一つである．また，個人情報保護法[1]の観点に立つと，精神医学領域の症例報告には，通常，詳細な生育歴，生活歴や病歴などの要配慮個人情報が含まれるため，十分な倫理的配慮が必要である．

　日本精神神経学会（以後，当学会）から発出された「倫理審査が必要な『研究として扱う症例報告』についてのガイドライン」では，①所属施設・機関における規定等が審査を求めている場合，②症例を集積するために診療録等の臨床情報を用いる場合，③通常の診療の範囲を超えた治療，検査その他を行う場合については，当該機関における倫理審査を受けることを求めている．

　また，「症例報告を含む医学論文及び学会発表における患者プライバシー保護に関するガイドライン」では，特定の患者の症例を当学会学術集会で発表したり，当学会の機関誌で報告したりする場合は，原則として，その目的・意義，発表する内容とその方法を本人が理解できるように十分に説明して，本人から同意を得るとともに，患者プライバシー保護への配慮（氏名，実年齢，住所など個人を特定し得る情報は記載せず，年号，地名，固有名詞などは機械的なアルファベット表示にするなど）を十分に行わなければならないとされている．当学会の Web サイト（https://www.jspn.or.jp/）には，これらのガイドラインの詳細や同意文書の書式例，患者プライバシー保護ガイドラインの Q & A も一般公開されているので，参照していただきたい．

文献　1）個人情報の保護に関する法律（https://www.ppc.go.jp/files/pdf/200107personal_law.pdf）．最終アクセス：2020 年 5 月

Further reading　・久住一郎，栗原千絵子：症例報告における倫理的配慮―本人同意をめぐる議論と課題．精神神経学雑誌 121：843-849，2019（「症例報告を含む医学論文及び学会発表における患者プライバシー保護に関するガイドライン」の概要とその作成過程における議論が紹介されている）

心理テスト

津川律子

　心理検査(psychological test)とは「知能，特定の心的能力(推論，理解，抽象的思考など)，特定の適性(機械的作業への適性，手先の協調性，器用さなど)，学業(読み，書き，算数など)，態度，価値，関心，パーソナリティとパーソナリティ症＜パーソナリティ障害＞，その他，サイコロジストが関心を寄せる特質を測定する際に使用される標準化された手法(すなわち，検査，目録，尺度)」と定義される[1].

　日本で医科診療報酬点数の対象として認められている「臨床心理・神経心理検査」は，次の三つに大別される．D283「発達及び知能検査」，D284「人格検査」，D285「認知機能検査その他の心理検査」である．この三つはそれぞれ「1．操作が容易なもの」(80点)，「2．操作が複雑なもの」(280点)，「3．操作と処理が極めて複雑なもの」(450点)に分類されている．2018(平成30)年4月時点で，医科診療報酬点数に収載されているだけでも107種類以上の心理検査があり(2年ごとに改定)，全ての心理検査の実施や処理に医師が精通することは現実的に困難であり，「医師の指示により他の従事者が自施設において検査及び処理」を行っている．

　昨今，発達障害の診断の参考のために，ウェクスラー系心理検査を一つだけ実施する場合が散見される．しかし，発達障害に限らず，通常たった一つの心理検査から複雑な人間を科学的に理解しようとすることは困難である．そのため，検査目的に応じて，いくつかの心理検査を組み合わせて実施する．これを検査(テスト)バッテリーという．実際の臨床では，主訴，症状，家族歴，生活史，既往歴，第三者からの行動観察情報などを総合して精神医学的な判断がなされることになるが，その一環として検査バッテリーが存在することになる．自己記入式の簡易スクリーニング検査のみで確定診断に至ることはない．

文献　1）VandenBos GR：APA Dictionary of Psychology. p753, American Psychological Association, Washington, D. C., 2007

Further reading
・津川律子，遠藤裕乃(編)：心理的アセスメント．遠見書房，2019(公認心理師を目指す心理学科の学生向けの教科書．代表的な心理検査の内容がわかる)
・高橋依子，津川律子(編著)：臨床心理検査バッテリーの実際．遠見書房，2015(年代や領域に応じた検査バッテリーの考え方や実践を，多様な事例を通して解説している．臨床現場の実践家向け)

4 人を知る

精神鑑定

岡田幸之

　精神科診断の中でも，さまざまな法律の判断材料を提供するために行われるのが精神鑑定である．刑事事件で責任能力を判断するための鑑定(刑事責任能力鑑定)，医療観察法制度の処遇決定のための鑑定，事件や事故の被害者の精神的損害を評価するための鑑定，成年後見制度における意思能力を判断するための鑑定などがある．特に成年後見制度の鑑定は精神科医に限らず主治医であれば依頼される可能性があるので，他科に進む場合にも知っておくとよい．

　鑑定の中でも最もよく知られているのは刑事責任能力鑑定である．検察官が起訴/不起訴の判断をするための起訴前鑑定と，裁判官・裁判員が判決の中で有罪/無罪や量刑を決めるための公判鑑定に分けられる．さらに起訴前鑑定には半～1日で行う簡易鑑定と2～3か月で行う本鑑定がある．公判鑑定も2～3か月で行う．中心的作業になる面接を警察署や拘置所に出かけて行う．検査のために病院を受診させ，短期間入院させることもある．

　刑事責任能力鑑定は疾病診断に終わらず犯行に精神疾患がどのように影響したのかを明らかにすることが肝要である．それをもとに鑑定の依頼者が法律判断をする．つまり刑事責任能力(心神喪失/心神耗弱/完全責任能力)は鑑定人ではなく，検察官や裁判官・裁判員が決めるのである．

　精神鑑定をするためには精神疾患全般の鑑別ができなければならない．どのような疾患の者が来るかわからないし，無病の者も少なくないからである．詐病もそうした知識と経験によって見抜くことができる．まずは臨床研修で精神医学の基本を身につけて専門医資格をとり，さらに精神鑑定を専門としている先輩医師のもとで鑑定助手として研鑽を積んだ後に，鑑定人として独り立ちをするのが一般的なキャリアパスである．裁判所で鑑定人尋問を見学するのもよい勉強になる．

　なお鑑定ケースには社会の関心が高いものも多いので守秘義務には一層注意が必要である．

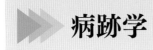

病跡学

小林聡幸

　病跡学とは芸術家などの傑出した人物の創造性と病理を論ずる学問，というのが狭義の定義である．1907年，ドイツの精神科医メビウスが最初にパトグラフィーの名称を用い，それが「病跡学」と訳されて今日に至っている[1]．英語圏ではこの術語はまず用いられず，medical biography や psychobiography が概ねこれに相当するだろう．ただしこうした関心はギリシャ時代からの狂気と創造性の議論に遡ることもできる[2]．

　イタリアのロンブローゾはメビウスに先立ち「天才は変質という一種の病的状態である」という考えから研究を行った[1]．変質という遺伝する劣化現象を想定した仮説で，ロンブローゾの説では常習犯罪者もまた変質であり，天才と犯罪者は同じカテゴリーにおかれていた．これに対してヤスパース（1926）は統合失調症において時として「形而上学的深淵が啓示される」ことがあるとし，疾病ゆえに深遠なる創造性に到達しえるという観点を提示した[1, 2]．英語圏では双極症＜双極性障害＞の，特に軽躁状態において創造性が発揮されるという見方がポピュラーである．エランベルジェ[3]は偉大な創造がなされる前に種々の精神疾患を呈し，それが創造にとって必要欠くべからざるもの，すなわち創造の病いであるとした．最近では自閉スペクトラムの創造性に注目が向けられている．また，宮本[1]は身体疾患が創造に及ぼす影響についても注意を促している．

　他方，直接本人が病気ではなくとも，心理的に近い近親者などの精神疾患が創造性を駆動する場合があることを宮本[1]はエピ-パトグラフィーと呼んで論じたが，これを思想的系譜関係に拡大し，精神疾患を病んだ思想家の影響で深遠な思想を展開する場合があることを論じたのが加藤[4]である．松本は統合失調症患者が特権的に創造性を発揮するとともに病気によって滅んでいくといったクリシェを，統合失調症中心主義・悲劇主義的パラダイムといって批判しており，病気と創造ではなく，健康と創造を見ていこうという潮流[5]も生まれている．

文献　1）福島章，中谷陽二（編）：パトグラフィーへの招待．金剛出版，2000
　　　2）松本卓也：創造と狂気の歴史—プラトンからドゥルーズまで．講談社，2019
　　　3）エランベルジェ，H. F.（中井久夫編訳）：「創造の病い」という概念．エランベルジェ著作集2. pp142-161，みすず書房，1999
　　　4）加藤敏：創造性の精神分析—ルソー・ヘルダーリン・ハイデガー．新曜社，2002
　　　5）小林聡幸：音楽と病のポリフォニー—大作曲家の健康生成論．アルテスパブリッシング，2018

Further reading
・福島章：天才の精神分析—パトグラフィの冒険．新曜社，1978（斯界第一人者の論文集．文学者と作曲家の病跡のさまざまなアイディアとともに，理論的総説も収録）
・宮本忠雄：病跡研究集成—創造と表現の精神病理．金剛出版，1997（ムンクと太陽体験をはじめ，高村光太郎と智恵子のエピ-パトグラフィーなど古典的研究を収めた論文集）

索引